Individuelle
Patientenführung

Bernhard Geue

Individuelle Patientenführung

Erfolgsorientierte Kommunikationsstrategien für die tägliche Praxis

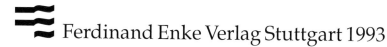 Ferdinand Enke Verlag Stuttgart 1993

Dr. rer. soc. Bernhard Geue, Dipl.-Psych.

Postfach 1250, D-97962 Bad Mergentheim

Die Deutsche Bibliothek – CIP-Einheitsaufnahme

Geue, Bernhard:
Individuelle Patientenführung : erfolgsorientierte
Kommunikationsstrategien für die tägliche Praxis /
Bernhard Geue. – Stuttgart : Enke, 1993
ISBN 3-432-25701-5

Satz und Gestaltung durch den Autor unter Verwendung von Zeichnungen von
Bernward Kinting

© 1993 Ferdinand Enke Verlag, P.O. Box 30 03 66, D-70443 Stuttgart – Printed in Germany
Druck: C. Maurer, D-73312 Geislingen   5 4 3 2 1

Inhalt

Einleitung

Die Betreuung und Versorgung von Patienten ist immer anspruchs-
voller geworden. Das liegt einmal daran, daß sich heute der Arzt
stärker mit psychosomatischen Beschwerden und chronischen
Krankheitsverläufen auseinandersetzen muß. Außerdem erwartet die
Bevölkerung aufgrund des gewandelten „Gesundheitsbewußtseins"
eine mehr am Menschen orientierte Behandlungsweise. Und nicht
zuletzt sorgt der zunehmende Wettbewerb bei den Heilberufen dafür, daß die Dienstleistungsqualität der therapeutischen Zuwendung
zu einem Thema der Existenzsicherung für jede Praxis geworden ist.
   Die medizinische Ausbildung an Universitäten und Kliniken
wird diesen Problemen kaum gerecht, sondern beschränkt sich weitgehend auf kurative Aspekte. Dadurch fehlt den jungen Ärzten das
nötige Rüstzeug, um den zwischenmenschlichen Anforderungen des
beruflichen Alltags von Anfang an ausreichend gewachsen zu sein.
Das ist keineswegs nur ein soziales (oder kommunikatives) Dilemma. Der Verlauf von Heilungsprozessen und das Behandlungsergebnis hängen häufig, manchmal sogar wesentlich davon ab, wieviel
Vertrauen der Kranke zu seinem Helfer hat: Motivation und Mitarbeit des Patienten sind weitgehend eine Frage guter Beziehungen.
   Darum geht es in diesem Buch, das als eine Orientierungs- und
Arbeitshilfe gedacht ist. Es will den Leser darin unterstützen, größe-
ren therapeutischen Erfolg durch eine geschickte Patientenführung
zu erzielen; als kleiner Leitfaden, um die bereits vorhandenen Fähigkeiten im Umgang mit den Mitmenschen auch im beruflichen
Bereich wirkungsvoll einzusetzen. Ein weitergehender Anspruch,
etwa im Sinne eines wissenschaftlichen Lehrgebäudes, wird jedoch
nicht erhoben; und bei den dargestellten Zusammenhängen handelt

es sich eher um pragmatische Überlegungen als um dogmatische Postulate.

Die Abbildungen und Texte sind das Ergebnis zahlreicher Seminare, die der Autor mit niedergelassenen Ärzten durchgeführt hat. Aus der Fülle der möglichen Themen sind jene herausgegriffen worden, die von den Praktikern immer wieder als wichtig und problematisch genannt wurden. Dieses Buch verspricht also keine umfassende „Schnellbleiche" in überzeugender Menschenführung, medizinischer Psychologie oder Psychosomatik; für jedes dieser Themen sind weit umfangreichere Nachschlagewerke nötig, die es auf dem Markt bereits gibt.

Hier liegt auch kein „Kochbuch für tausend Problemsituationen der Arzt-Patienten-Beziehung" vor. Denn mit Standardrezepten sind keine lebendigen Beziehungen zu managen, vor allem nicht in einem so anspruchsvollen Bereich wie der Arbeit mit Patienten. Und durch umfangreiches Literaturstudium allein kann niemand sein Verhalten grundsätzlich ändern. Auf dem Weg zu diesem Ziel sind vor allem praktische Erfahrungen zu empfehlen, wie sie etwa in Balint-Gruppen oder Trainingsseminaren zur Gesprächsführung vermittelt werden.

Die folgenden Kapitel bieten dem Leser dagegen zahlreiche Hinweise für die tägliche Praxis; um mögliche Schwachstellen zu entdekken, persönliche Fähigkeiten jedoch auszubauen und systematischer einzusetzen. Und ihn zu ermuntern, sich weiter und intensiver mit diesen Themen zu beschäftigen – zum Nutzen der Patienten und zu seiner beruflichen Zufriedenheit.

Erster Teil:

Ziele und Probleme der Arzt-Patienten-Beziehung

1 Allgemeine Aspekte der therapeutischen Beziehung

Die Aufgaben, mit denen die Medizin in der Praxis konfrontiert wird, sind in den letzten Jahrzehnten grundlegend anders geworden. Zwar geht es nach wie vor um den Schutz vor gesundheitlichen Gefahren, um die Behebung entstandener Schäden und den Kampf gegen den Tod. Die grundsätzlichen Ziele jeder Heilkunde sind also nach wie vor bestehen geblieben. Doch die Mehrzahl der therapeutischen Probleme, die der Arzt heutzutage zu lösen hat, unterscheidet sich nach Art und Charakter ganz erheblich vom konventionellen Leistungskatalog vergangener Zeiten.

Denn die psychosomatischen Beschwerden (vom Asthma bronchiale bis zum Morbus Crohn) verlangen nicht nur nach physiologischen Erklärungen. Gefordert ist hier vor allem das Eingehen auf die psychogenen Ursachen der Erkrankung. Patienten mit Zivilisationsschäden (wie manchen Formen von Übergewicht oder Hypertonie) brauchen Unterstützung, um sich im Alltag gesundheitsbewußter zu verhalten. Nur so ist eine weitere Verschlimmerung des Zustands zu verhindern. Und die chronisch Kranken (Diabetiker, Rheumatiker...) sind nicht mehr völlig zu heilen, sondern müssen über Jahre hinaus in ihrer bleibenden Behinderung versorgt werden.

Je nach seinem persönlichen Arbeitsfeld wird der Arzt sicherlich verschieden stark von solchen Aufgaben beansprucht – der niedergelassene Praktiker sieht schließlich ein anderes „Patientengut" als der Unfallchirurg oder der Pädiater. Doch für die Heilkunde als Ganzes gilt, daß sie sich zukünftig fachlichen Anforderungen stellen muß, die den bislang gewohnten Rahmen von Diagnostik und Therapie sprengen. Man spricht deshalb auch von einem „Panoramawandel der Krankheiten", der mit seinen neuen Fragestellungen der

Medizin zugleich ihre veränderten Arbeitsgrundlagen diktiert.

Probleme mit Patienten können deshalb nicht nur entstehen, weil der „Doktor" einen schwachen Tag hat oder mit bestimmten Leuten schlecht zurechtkommt. Sehr häufig sind die Schwierigkeiten grundsätzlicher Natur; sie beruhen auf einer zu sehr auf die Kasuistik und zu wenig auf den Umgang mit dem betroffenen Individuum ausgerichteten Sichtweise: Der Befund wird wichtiger als die Befindlichkeit. Dieses Dilemma ist das Ergebnis einer zwar großartigen, aber einseitigen Entwicklung der neuzeitlichen Medizin. Sie hat spätestens in der Mitte des vorigen Jahrhunderts eingesetzt und das bis dahin gültige Konzept einer ganzheitlichen Heilkunde verdrängt.

Eine Verbesserung des Arzt-Patienten-Verhältnisses verlangt deshalb eine Überprüfung der grundsätzlichen Basis, auf der die therapeutische Zusammenarbeit stattfindet. Der Blick zurück in die Traditionen des Berufsstandes zeigt, daß früher die Menschenführung ein entscheidender Bestandteil des professionellen Selbstverständnisses war. Mit dieser Erkenntnis ist gleichzeitig dem nötigen Fortschritt die Richtung gewiesen. Das alte Wissen über das Kranksein muß mit den neuen Fakten über die Krankheit verbunden, die Logik der Naturwissenschaften mit den klassischen Zielen der Heilkunde vernetzt werden.

1.1 Die klassischen Grundlagen der abendländischen Medizin

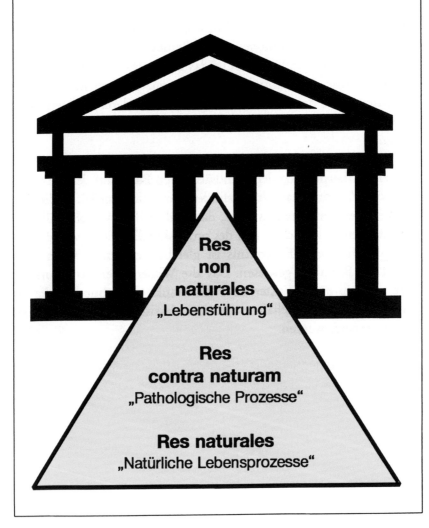

Die alte Heilkunde unterschied nicht zwischen Theorie oder Praxis, sondern verlangte von jedem Arzt eine Synthese von wissenschaftlichem Denken und therapeutischem Handeln. Das über viele Jahrhunderte vorherrschende Lehrgebäude der Medizin befaßte sich dabei unter drei verschiedenen Aspekten mit Gesundheit und Krankheit des Menschen. Als die natürliche Grundlage aller Prozesse des Lebens galten die „res naturales". Das sind jene Bau- und Funktionsprinzipien, wie sie im wesentlichen von Anatomie, Physiologie und Biochemie beschrieben werden.

Die „res contra naturam" umfaßten dagegen jene zerstörerischen Vorgänge, die Gegenstand der Krankheitslehre sind; einschließlich der Zeit, gegen die niemand ankommt, und der alle zum Opfer fallen. Es ging dabei aber nicht nur um die pathologische Sicht von Gefährdung oder Zerstörung, sondern gleichzeitig um die Lebensqualität, die in jeder Krise und jedem Alter steckt – ein höchst aktuelles Problem. Wer etwa als Rentner um ärztlichen Rat bittet, der will nicht nur wissen, welche Lebensfunktionen eingeschränkt sind. Er sucht auch nach einer Antwort auf die Frage, wie er sein Wohlbefinden (noch) steigern kann.

Die dritte Säule der klassischen Medizin bildeten schließlich die „res non naturales". Darunter ist ein ganzes System an Prinzipien und Regeln zu verstehen, die eine gesunde Lebensführung im Alltag ausmachen. Denn, so die Vorstellung, durch sie bestimmt der einzelne, ob seine persönlichen Schwachstellen oder die vorhandene Vitalität die Oberhand gewinnen: Kein Arzt kann schließlich an Stelle des Patienten richtig leben oder länger überleben.

1.2 Das therapeutische Konzept der „klassischen" Heilkunde

Curatio
„Therapie"

Praeservatio
„Vorbeugung"

Conservatio sanitatis
„Gesunderhaltung"

Die meisten Menschen sind nicht total gesund oder völlig krank, wie es etwa bei der Beurteilung der Arbeitsfähigkeit unterstellt wird. Das Individuum ist vielmehr eine einmalige Mischung von beiden Anteilen; vielleicht anfällig für Erkältungen und Verspannungen, aber mit gutem Schlaf und regelmäßiger Verdauung gesegnet. Die alte Medizin kannte daher als Normalzustand des Befindens kein Entweder-Oder, sondern die Neutralität des Sowohl-Als-auch („ne utrum"). Und der Betreffende bestimmt dabei über das tägliche Verhalten zugleich die Entwicklung seines persönlichen Gesundheits-Schicksals.

Das „Regimen sanitatis" beschrieb sechs Regelkreise der Lebensführung, die Vitalität und Lebensqualität fördern sollten („Conservatio sanitatis"). Dieser Katalog reichte vom Umgang mit der Natur bis zur Pflege des Gemeinschaftslebens. Er berücksichtigte dabei so wichtige Themen wie die Wohnkultur, die Ernährung, den Kräftehaushalt oder die Sexualität. Die erstrangige Aufgabe des Heilkundigen wurde darin gesehen, dem Patienten bei der gesunden Gestaltung seines Alltags behilflich zu sein. Das aktivierte gleichzeitig den „inneren Arzt", steigerte die Abwehrkräfte und förderte die rasche Heilung im Krankheitsfall.

Daneben und erst in zweiter Linie existierten die „praeservatio" (die eigentliche Vorbeugung) und die „curatio" als Behandlung eines bereits entstandenen Leidens. An Methoden gab es mit der „materia medica" die Pharmakotherapie, während die „chirurgia" den Eingriff mit dem Messer vollzog. Doch nicht ohne Grund rangierte die Tätigkeit des Chirurgen mit der des Henkers und des Baders am unteren Ende der gesellschaftlichen Wertskala: Wo ebenso blutige wie unkorrigierbare Realitäten geschaffen werden mußten, da hatte die eigentliche ärztliche Kunst ihre Grenze erreicht.

1.3 Die Ziele der natürlichen Gesundheitsförderung

**Kräf-
tigung**
(„Herz-Kreis-
lauf-Training")

Normalisierung
(„Rückenschule",
„Stärkung der Abwehrkräfte")

Schonung
(„Entspannungsbäder")

Wenn die Bewahrung der eigenen Gesundheit ganz wesentlich von der Lebensführung abhängt, dann sollte man auch wissen, worauf dabei zu achten ist. Für die klassische Heilkunde gab es drei Prinzipien, nach denen jemand zu verfahren hat, um Körper, Geist und Gefühle möglichst fit zu halten. Zuerst einmal sollte der Betreffende alle unnötigen Überlastungen abbauen und seine Energien auf diejenigen Aktivitäten konzentrieren, die unvermeidlich, notwendig oder erwünscht sind. Es geht also um „Schonung"; beim Bewegungsapparat etwa durch eine entlastende Sitzhaltung oder wohltuende Entspannungsbäder.

Um den Anforderungen in Beruf, Familie und Freizeit gewachsen zu sein, bedarf es außerdem der „Normalisierung" aller Lebensfunktionen. Was nichts anderes bedeutet, als daß die körperlichen und psychischen Grundlagen für die durchschnittliche tägliche Belastung sichergestellt sein müssen. Wer an seinem Arbeitsplatz schwere Lasten zu heben hat, der braucht neben der nötigen Kondition auch eine gute Technik, um die Gelenke nicht übermäßig zu verschleißen. Dieses Thema wird mit zunehmendem Lebensalter immer wichtiger, weil das Leistungsvermögen aus natürlichen Gründen nachläßt.

Gelegentlich kommt es vor, daß eine Vielzahl von Stressoren den einzelnen überfordert. Eins kommt dann zum anderen: Es gibt Ärger mit den Kollegen, eine Erkältung „fährt in die Glieder", und die schlechte Luft im Büro ruft Kopfschmerzen hervor. Für solche Fälle sind Reserven nötig, die dabei helfen, das gleichzeitige Zusammentreffen verschiedener Belastungen besser zu verkraften. Eine entsprechende „Kräftigung" bringen beispielsweise das Herz-Kreislauf-Training, das regelmäßige Schwimmen oder der Lauftreff am Samstag vormittag.

1.4 Das kausale Denken der „naturwissenschaftlichen" Medizin

Der Patient und seine Beschwerden

Reduktion des Individuums
auf die pathologische Symptomatik

Reduktion der Diagnostik
auf wissenschaftliche Kausalitäten

Reduktion der Therapeutik
auf wissenschaftliche Wirkmechanismen

Seit der Mitte des vorigen Jahrhunderts vollzog sich ein grundlegender Wandel im System der Heilkunde. Er wurde bedingt durch den ungeheuren Aufschwung von Naturwissenschaften und Technik, und den Siegeszug des damit verbundenen analytischen Denkens. Dadurch sind der Medizin bis heute ihre imponierenden und mittlerweile selbstverständlichen Fortschritte gelungen: In der Verfeinerung der Untersuchungsmethoden (Positronen-Emissions-Tomographie...), der Isolation von pathologischen Mechanismen (Thrombus in einer Koronararterie...) und bei Eingriffen in den Körper (Ballon-Angioplastie...).

Die Logik des Vorgehens ist dabei ausschließender Natur. Denn die Diagnostik schiebt alle Informationen beiseite, die nicht ihrem kasuistischen Raster genügen: Weist der Schmerz im linken Arm auf ein Infarktrisiko hin (relevant), oder drückt er nur eine subjektive Unpäßlichkeit aus (weniger bedeutungsvoll)? Das kranke Individuum wird zum Objekt einer Begutachtung und der Bewertung nach objektiven Kriterien. Man sucht im Idealfall so lange, bis eine genau umschriebene Ursache, das „monokausale physiologische Korrelat", für das geklagte Übel gefunden worden ist.

Auch bei einer „multifaktoriellen Genese" geht es immer darum, die verschiedenen Störgrößen zu isolieren und dadurch zugänglich zu machen – etwa die arteriosklerotischen Ablagerungen in den Gefäßwänden, den hohen Blutcholesterinspiegel (LDL) und den ausgiebigen Zigarettenkonsum. Die naturwissenschaftlich orientierte Strategie ärztlichen Handelns verlangt dann, auf jedes therapeutische Gießkannenprinzip zu verzichten. Das hieße, jede präzise umschriebene Schadensquelle mit möglichst nur einer Gegenmaßnahme (bei Medikamenten: „Monosubstanzen") zu bekämpfen.

1.5 Die Ziele der kurativen Krankheitsbehandlung

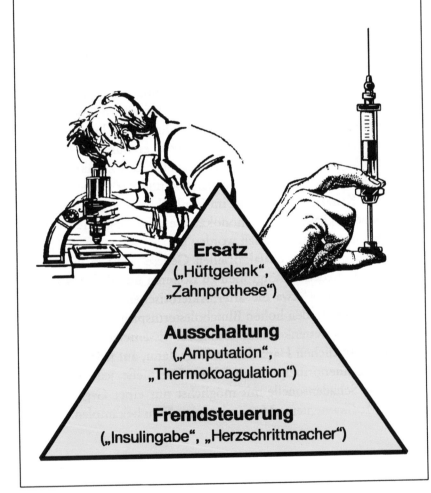

Ersatz
(„Hüftgelenk",
„Zahnprothese")

Ausschaltung
(„Amputation",
„Thermokoagulation")

Fremdsteuerung
(„Insulingabe", „Herzschrittmacher")

Das Vorgehen der modernen Medizin beruht weitgehend auf der Vorstellung, daß die Selbstheilungskräfte des Individuums für eine Gesundung nicht ausreichen. Die Forschung entdeckt immer komplexere Krankheitsbilder, denen der einzelne von Natur aus nur wenig entgegensetzen kann. Das beginnt bei genetisch bedingten Defekten und endet noch lange nicht mit der Immunschwäche AIDS. Der Alltag in Praxis, Operationssaal und Notfallversorgung zeigt, daß viele Patienten ohne rechtzeitiges Eingreifen entweder Behinderungen davongetragen oder sogar ihr Leben verloren hätten.

Der Arzt ist darauf ausgerichtet, das „System Mensch" therapeutisch zu manipulieren. Das wird durch die Passivität vieler Leute im Umgang mit der eigenen Gesundheit noch begünstigt. Sie erwarten eine vollständige und folgenlose Reparatur aller Schäden, ohne selbst handeln zu müssen. Also werden Körper und Psyche von außen gesteuert, um die gewünschte Wirkung zu erzielen. Das kann auf vielfältige Weise geschehen; etwa medikamentös (Insulingabe), technisch (Herzschrittmacher), physiotherapeutisch (Massage) oder psychologisch (Suggestive Entspannung).

Wenn das nicht mehr weiterhilft und die zu erwartenden Risiken vertretbar sind, dann wird eine Ausschaltung der organischen Störungsquellen erwogen. Auch hier besteht ein breites Spektrum an kurativen Möglichkeiten, von der stereotaktischen Operation über die Thermokoagulation bis zur Amputation. Und für viele nachlassende Funktionen steht hochwertiger Ersatz in Form von technischen Hilfsmitteln zu Verfügung. Der älter werdende Patient bekommt deshalb seine Brille, die Zahnprothese und schließlich das künstliche Hüftgelenk.

1.6 Das erweiterte Spektrum des ärztlichen Handelns

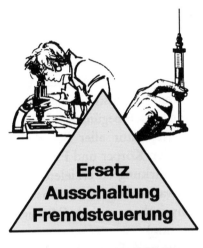

Das
Zusammenspiel
von

**Ersatz
Ausschaltung
Fremdsteuerung**

kurativer
Krankheits-
behandlung

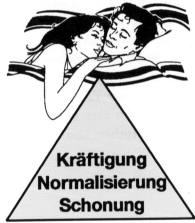

und

**Kräftigung
Normalisierung
Schonung**

natürlicher
Gesundheits-
förderung

Es ist kaum möglich, verhaltensbedingtes Übergewicht mit einem Lipidsenker zu beseitigen oder chronische Rückenschmerzen mit Massagen zu beheben. Spätestens die Auseinandersetzung mit den „Zivilisationskrankheiten" und dem Modell der Risikofaktoren hat gezeigt, wo die rein physiologisch orientierte Medizin ihre Grenzen hat. Selbst wenn alle diagnostischen und therapeutischen Methoden ausgereizt werden, scheitert die Behandlung vielleicht an der mangelnden Motivation des Kranken. Ohne Veränderung des persönlichen Lebensstils war dann der ganze, so hoch qualifizierte Aufwand vergeblich.

Andererseits lassen es die harten Realitäten (etwa eines Unfalls oder einer Virusepidemie) absurd erscheinen, das Ziel der Heilkunde allein in einer Optimierung der Lebensführung zu sehen. Das einfühlsame Verständnis für eine psychisch geschwächte Abwehrlage reicht keineswegs aus, um damit eine schwere Infektion zu kurieren. Hier sind dringend medikamentöse Maßnahmen angezeigt, um Schlimmeres wirkungsvoll zu verhüten. Aber auch in diesem Fall muß der Patient sich angemessen verhalten, die Bettruhe einhalten und seine Kräfte schonen, um den Erfolg der Therapie nicht zu gefährden.

Im ärztlichen Alltag ist deshalb ein Zusammenwirken von kurativer Krankheitsbehandlung und natürlicher Gesundheitsförderung gefragt – und zwar nicht nur bei bestimmten Einzelproblemen („die Führung des Typ-II-Diabetikers"), sondern in allen Fällen. Zwar variiert die Gewichtung, welche dieser Zielsetzungen gerade dominieren soll; ein akutes Abdomen setzt andere Prioritäten als eine Altersdepression. Doch die qualifizierte medizinische Betreuung verlangt eine angemessene Berücksichtigung beider Aspekte, um ihren Aufgaben gerecht zu werden.

1.7 Die unterschiedliche Bedeutung von Befund und Befindlichkeit

Der Befund beschreibt die pathologische Symptomatik

Therapeutische Konsequenz: Möglichst vollständige Beseitigung der Symptome

Gesundheit ist: Zustand ohne objektivierten Befund

Die Befindlichkeit drückt den Zustand des Wohlbefindens aus

Therapeutische Konsequenz: Möglichst ausgiebige Steigerung des Wohlbefindens

Gesundheit ist: Optimierung der subjektiven Lebensqualität

Das Thema „Gesundheit" ist für die moderne Medizin negativ besetzt, denn sie versteht inhaltlich sehr wenig davon. Der Arzt kennt nämlich konkret einige tausend Krankheits(!)bilder, nach denen er sucht, um einen Schaden zu objektivieren. Er ist dazu ausgebildet und wird vorwiegend dafür bezahlt, die Aufmerksamkeit auf potentielle Gefahren und nicht auf die Entdeckung vorhandener Chancen zu richten. „Gesundheit" bedeutet in diesem System lediglich einen Zustand ohne Befund (o.B.), also das Nichtvorhandensein oder Verschwinden einer pathologischen Symptomatik.

Für die Patienten ist dagegen etwas ganz anderes interessant; übrigens auch für den Mediziner, wenn er selbst krank ist. Sie leiden natürlich unter ihren Beschwerden, erwarten aber vom Experten, daß er das lästige Übel aus der Welt schafft. Eigenaktivitäten (etwa die Aufgabe des Rauchens) kommen erst dann zustande, wenn sich der Betreffende dadurch eine Steigerung seines Wohlbefindens verspricht. Die Bereitschaft zu einer beständigen persönlichen Veränderung (Gewichtsreduktion, Streßbewältigung) läßt deshalb gewöhnlich um so stärker nach, je mehr das Unwohlsein verschwindet.

Es geht also darum, nicht nur die Symptomatik zu objektivieren, sondern gleichzeitig (und gleichwertig!) die subjektive Seite zu würdigen. Erst damit wird das diagnostische Bild vollständig, weil es den individuellen Spielraum zwischen festgestellter Krankheit (Befund) und angestrebtem Gesundsein (Befindlichkeit) berücksichtigt. Und auf dieser Grundlage ist es möglich, einen ganzheitlichen Therapieansatz zu verfolgen. Denn jetzt wird der Arzt zum einen den wissenschaftlichen Notwendigkeiten gerecht, und kann andererseits den Patienten zur aktiven Pflege seines Wohlbefindens ermuntern.

1.8 Die Einflußgrößen der therapeutischen Wirkung

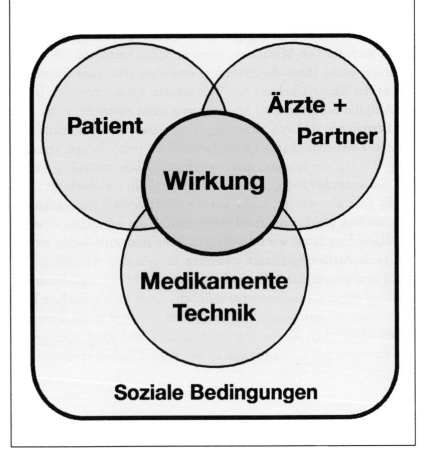

Ob und wie eine medizinische Behandlung wirkt, das hängt auch von Faktoren ab, deren Bedeutung man im Einzelfall nicht immer ausreichend berücksichtigt. Da sind zum einen die sozialen Rahmenbedingungen des Gesundheitssystems. Sie werden vom Sozialgesetzbuch und vom Leistungskatalog der Kassen (oder des Kostenträgers) festgelegt, damit aber auch eingegrenzt. Im Gegensatz zu „Krankheit" und „Hilfsbedürftigkeit" wird „Gesundheit" in dieser Versorgungsmaschinerie kaum mit Zuwendung(en) honoriert; weshalb der Einsatz dafür den meisten Menschen nicht besonders rentabel erscheint.

Als nächstes fördert das zwischenmenschliche Klima die Aussichten auf Heilung oder die Verschlimmerung der geklagten Beschwerden. Falls eine Praxis nur ungemütliche Räume hat und von unfreundlichen Helferinnen regiert wird, dann behindert der Arzt damit den Erfolg seiner Arbeit. Es reicht nicht aus, wenn er sich selbst um Einfühlungsvermögen und Verständnis bemüht, während und so lange sein Umfeld das Gegenteil bewirkt. Und letztlich beeinflussen noch die Angehörigen, Kollegen und Nachbarn das persönliche Urteil, welche Bedeutung der einzelne einer gesunden Lebensführung gibt.

Bei Medikamenten und medizinischen Geräten wird beinahe ausschließlich deren wissenschaftliche Qualität diskutiert; etwa die pharmakologische Wirkung eines Betablockers oder die technische Leistung eines Röntgensystems. Man macht sich dagegen zu wenig Gedanken über die psychische Dimension des eingesetzten therapeutischen Instrumentariums. Dabei ist der oft so belächelte, aber hochgradig nachweisbare „Placebo-Effekt" ein ritueller Bestandteil jeder Wirkung: Das Vertrauen des Patienten in die verabreichte Spritze beseitigt den Schmerz, obwohl „nur" Kochsalz injiziert wurde.

1.9 Das Schwergewicht der therapeutischen Wirkung

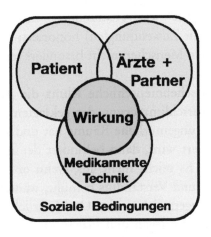

„Kurative"
(„naturwissen-
schaftliche")
Behandlung,
etwa von
infektiösen
Krankheits-
Prozessen

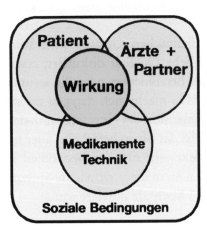

**„Verhaltens-
medizinische"**
Behandlung
von chronisch
Kranken (mit
Rheuma, Dia-
betes, Asthma)

In der kurativen (oder „naturwissenschaftlichen") Therapie geht es etwa um akute Maßnahmen gegen Infektionen oder Unfallschäden. Man vertraut dabei vorwiegend den nachgewiesenen Wirkmechanismen auf biochemischem und physiologischem Gebiet; also darauf, daß ein Antibiotikum seine Funktion weitgehend unabhängig von der Persönlichkeit des Kranken erfüllt. Der zwischenmenschliche Aspekt spielt natürlich eine Rolle, um die Situation zu entspannen und die Einordnung des Patienten zu erreichen. Aber das wird nicht als ausschlaggebend für den Erfolg angesehen.

Bei der „verhaltensmedizinischen" Behandlung von chronischen Erkrankungen (Rheuma, Diabetes, Asthma...) liegt der Fall dagegen ganz anders. Auch und gerade hier geht es nicht ohne entsprechende Medikamente ab, wie DMSO, Depot-Insulin oder Theophyllin. Doch die Frage nach dem therapeutischen Fortschritt wird ganz wesentlich durch das Verhalten des Betroffenen beantwortet: Wie ernährt und bewegt er sich, wie geht er mit der Körperpflege und Belastungen um, wendet sein Dosier-Aerosol an oder befolgt die physiotherapeutischen Anweisungen?

Im Verlauf jeder Krankengeschichte ist regelmäßig die Entscheidung zu fällen, in welche der beiden Richtungen es weitergehen soll. Und das betrifft nicht nur den Hausarzt, der „seine Patienten", deren Biographie und alltägliche Umwelt kennt. Er hat immer wieder neu zu überlegen, wie er Herrn Müller oder Frau Schmidt behandelt. Auch der nur konsiliarisch hinzugezogene Spezialist und der Mediziner im Krankenhaus müssen die richtigen Weichen stellen, um die Gesundungsprozesse in optimale Bahnen zu lenken – vorwiegend kurativ, oder besser auf verhaltensmedizinische Weise?

2 Rollenprobleme in der therapeutischen Beziehung

Die Zeit der „Halbgötter in Weiß" ist längst vorüber, und der therapeutische Alltag kann auch weiterhin gut ohne sie auskommen. Bei Husten und Durchfall, Hexenschuß oder Kopfschmerzen geht es schließlich um eine qualifizierte Hilfeleistung, die möglichst rasch von den geklagten Beschwerden befreien soll. In der Versorgung der Bevölkerung sind Mediziner gefragt, die auf der Grundlage von soliden Fachkenntnissen ihrem Beruf nachgehen. Standesbewußtes Imponiergehabe wird selten erwartet und ungern hingenommen, wenn es jemand praktiziert, auf dessen Hilfe man gerade angewiesen ist.

Natürlich gibt es auch schwierige Patienten, deren Wehleidigkeit oder überzogene Anspruchshaltung den Ärzten das Leben schwermacht. Nicht der Grund des Zusammentreffens („Ich kann seit Tagen schlecht einschlafen!") entscheidet über die Atmosphäre, die im Sprechzimmer herrscht und den Verlauf der Konsultation beeinflußt. Wie kritisch oder vertrauensvoll, frostig oder herzlich die Stimmung dabei ist, das hängt wesentlich von der Qualität der therapeutischen Beziehung ab. Und die basiert auf der Einstellung und Haltung aller(!) beteiligten Personen zum jeweiligen Gegenüber.

Wenn Menschen unter Zeit- und Leistungsdruck zu einem vorgegebenen Zweck zusammentreffen, dann begegnen sie sich nicht völlig offen und ohne Erwartungen. Vordergründig ist klar, worum es in der Sprechstunde geht: Herr Breuer möchte von seinen Kreuzschmerzen befreit werden; und Herr Dr. Heinrich wird versuchen, diese Aufgabe so gut und schnell wie möglich zu erledigen. Aber das ist keineswegs alles, was in diesem Augenblick das gegenseitige Verhalten bestimmt. Für beide Seiten steht nämlich weit mehr auf dem Spiel als eine gelungene medizinische Problemlösung.

Es kann sein, daß der Patient die Beschwerden als erstes Anzeichen für nachlassende Vitalität erlebt und deshalb fürchtet, demnächst „zum alten Eisen" zu gehören. Dann hofft er nicht nur, daß die Schmerzen bald verschwinden. Er erwartet gleichzeitig (wenn auch unbewußt) die Aufmunterung, daß seine weitergehenden Sorgen unberechtigt sind. Auch der Arzt empfindet mehr als nur eine berufliche Herausforderung. Vielleicht erinnert ihn das Auftreten von Herrn Breuer an das ständige Gejammer eines Vereinskameraden und provoziert damit ein abwehrendes Unbehagen.

Solche emotionalen Prozesse prägen in jedem Fall das individuelle Verhalten – und damit gleichzeitig den Charakter der therapeutischen Beziehung, weit über das eigentliche Behandlungsziel hinaus. Das mag für die Zusammenarbeit durchaus nützlich sein, wenn sich Arzt und Patient nämlich „auf Anhieb gut verstehen" und menschlich auf „gleicher Wellenlänge" sind. Andererseits liegt hierin die mögliche Ursache für ständige Mißverständnisse und persönliche Animositäten. Ein wichtiger Grund, um die eigene Sensibilität für Rollenprobleme in der Praxis zu schärfen.

2.1 Die verschiedenen Ebenen der Verständigung

„Bewußte" Oberfläche

Zwecke

Beziehungen

Bedürfnisse

„Intuitiver" Kern

Viele Menschen sind davon überzeugt, daß sie ihr Verhalten vor allem nach „sinnvollen" Gesichtspunkten planen, analysieren und beurteilen: Ist es in Ordnung, so viel Geld für das neue Auto auszugeben, wenn eigentlich noch dringend eine Waschmaschine angeschafft werden müsste? Bringt es etwas ein, sich über die Nachbarskinder zu ärgern, weil sie jeden Mittag diesen Lärm veranstalten? Wie lange wird es wohl dauern, das Übergewicht abzubauen, wenn ich auf den Kuchen, die gebundenen Suppen und die Kartoffelchips nicht verzichten will?

Man meint als Erwachsener gern, daß auch der eigene Umgang mit anderen Menschen ganz wesentlich von „vernünftigen" und „rationalen", also bewußten Überlegungen bestimmt wird. Doch so wichtig und vertraut diese Vorstellung ist, um das Zusammenleben und die Bewältigung von Krisen zu erleichtern, der Alltag sieht häufig anders aus. Denn ganz gleich, warum die Betreffenden zusammenkommen (Familienfeier, Vertragsverhandlung, Arztbesuch...) – über den Verlauf und häufig sogar das Resultat der jeweiligen Begegnung wird auf der Beziehungsebene entschieden.

Wenn man „schlecht miteinander kann" oder „die Atmosphäre nicht stimmt", dann ist jede praktische Zusammenarbeit erschwert. Persönlicher Spielraum und Flexibilität des einzelnen nehmen weiter ab, sobald die eigenen Bedürfnisse das Sozialverhalten dominieren. Wer die Zuwendung des Hausarztes, die Anerkennung einer kollegialen Autorität oder seine sexuelle Befriedigung sucht, dessen Handeln ist dadurch weitgehend vorprogrammiert. Die Vernunft hat mit ihren logischen Argumenten deshalb kurzfristig kaum eine Chance, den einmal eingeschlagenen Weg zu korrigieren.

2.2 Die Basis der gegenseitigen Verständigung

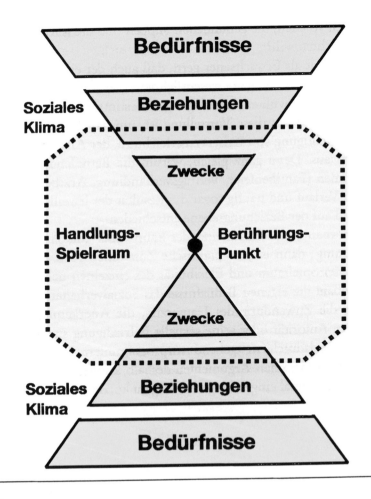

Bei der Begegnung von Arzt und Patient laufen umfangreiche Kommunikationsprozesse an, denen alle Beteiligten (unabhängig von ihrer Position) unterworfen sind. Selbstverständlich erscheint der fachliche Aspekt, nämlich die medizinische Beratung und Behandlung. Der sachliche Berührungspunkt besteht etwa in der Bitte einer übergewichtigen Frau, sie von den überschüssigen Pfunden und dem dadurch entstandenen Unwohlsein zu befreien. Doch damit sind die Gemeinsamkeiten vielleicht schon erschöpft, weil beide Seiten mit der Konsultation recht unterschiedliche Absichten verfolgen können.

Frau Müller ist möglicherweise mit der Vorstellung gekommen, ihr Problem mit Hilfe eines Lipidsenkers aus der Welt schaffen zu lassen. Der Arzt erwartet dagegen, daß sie die Ernährungsgewohnheiten umstellt, die Konflikte mit dem Partner klärt und sich regelmäßig bewegt, um Erfolg zu haben. Je nachdem, wie gut die zwischenmenschliche Verständigung funktioniert, werden die sachlichen Differenzen auf der Beziehungsebene weiter verstärkt oder gemindert: Begegnet Dr. Schmitz der eher depressiven Frau Müller mit formeller Reserviertheit, wird sie seine Ratschläge vor allem als Verweigerung von Hilfe erleben.

Sehr problematisch wird die Verständigung, wenn die Beteiligten mit ihren wechselseitigen Bedürfnissen kollidieren: Der Arzt ist am Ende eines langen Arbeitstages menschlich ausgelaugt und hat ein Defizit an Zuwendung und „Streicheleinheiten". Der Patient klagt seinerseits nicht nur über rheumatische Beschwerden, sondern nutzt die Schmerzen als (unbewußtes) Druckmittel, um emotionale Nähe zu erzwingen. Hier genügt schon ein falsches Wort, um ernsthafte Schwierigkeiten entstehen zu lassen – Der eine erfährt durch die Haltung des anderen eine persönliche Verletzung, die er sich sofort zu Herzen nimmt.

2.3 Die Rollenklischees, in denen sich der Patient verfangen kann

1 **Der Reparaturkunde**

2 **Der Schwarzseher**

3 **Der Drogensüchtige**

4 **Der Berufspatient**

5 **Der Unglücksrabe**

6 **Der Trickbetrüger**

7 **Der Aussätzige**

8 **Der Hochstapler**

9 **Der Wundergläubige**

10 **Der Unterwürfige**

Jeder Mensch möchte gern gesund werden, und trotzdem kommen die Patienten mit unterschiedlichen Vorstellungen in die Praxis. In das individuelle Rollenverhalten fließen nämlich jene Bedeutungen ein, die der Betreffende der Krankheit und dem Prozeß der Gesundung gibt. Der „Reparaturkunde" etwa erwartet (wie bei der Wartung seines Autos) die Beseitigung einer biologischen Betriebsstörung, ohne selbst etwas dafür tun zu müssen. Für den „Schwarzseher" ist das mögliche Gesundheitsrisiko dagegen der Ausdruck seines grundlegenden Gefühls von Hilflosigkeit: Das noch gesunde Herz könnte ja jederzeit aussetzen...

Den „Drogensüchtigen" interessiert die reibungslose Versorgung mit den gewohnten Medikamenten; und er tut deshalb alles, um den Nachschub sicherzustellen. Als „Berufspatient" versteht sich jemand, der auf medizinischem Gebiet (statt am Arbeitsplatz oder im Vereinsleben) um Selbstbestätigung kämpft. Ein „Unglücksrabe" erleidet in jeder vorhandenen Gesundheitsstörung das Ergebnis von schicksalshafter Benachteiligung und damit der eigenen Minderwertigkeit. Und der „Trickbetrüger" versucht, durch bedenkenlose Ausbeutung des sozialen Netzes seinen Vorteil zu wahren.

Der „Aussätzige" betrachtet Krankheit als Beweis für zwischenmenschliche Diskriminierung („Seit ich Rückenschmerzen habe, kümmert sich niemand mehr um mich"). „Hochstapler" wollen ihr Selbstbewußtsein dadurch aufbauen, daß sie unter besonders seltenen oder unheilbaren Beschwerden leiden. Wer als „Wundergläubiger" zum Arzt kommt, der hat sich weitgehend aufgegeben und glaubt darum nicht mehr an eine natürliche Besserung seines Zustands. „Unterwürfige" Patienten schließlich leben in dem Gefühl, ihre autoritätsgläubige Unterordnung würde mit Zuwendung und Errettung aus Gefahr belohnt.

2.4 Die Rollenklischees, in denen sich der Arzt verfangen kann

1 **Der Biotechniker**

2 **Der Horrorspezialist**

3 **Der Drogenhändler**

4 **Der Sozialmanager**

5 **Der Seelentröster**

6 **Der Komplize**

7 **Der Edelmensch**

8 **Der Strafrichter**

9 **Der Wunderheiler**

10 **Der Unfehlbare**

Auch der Arzt bringt in die therapeutische Beziehung mehr ein als nur fachliches Wissen und kurative Techniken. Er teilt der Umwelt nämlich über das Rollenverhalten mit, zu welchen Leistungen er bereit ist und welche Bedeutung er der eigenen Arbeit gibt. Da ist etwa der „Biotechniker". Sein Interesse gilt der Optimierung physiologischer Abläufe, nicht aber den zwischenmenschlichen und psychischen Aspekten einer Krankheit. Ein „Horrorspezialist" versucht, die Patienten so lange wie möglich an sich zu binden, indem er sie in immer neue Hilfsbedürftigkeit versetzt.

Der „Drogenhändler" sichert die Treue seiner Kundschaft über großzügige Verordnungen ab, was jede Form von Medikamenten betreffen kann. Bei einem „Sozialmanager" bekommt man zwar kein Mitgefühl geboten, aber dafür die ganze Dienstleistungspalette der Sozialversicherung (vom Taxischein bis zur Endoprothese). Im Gegensatz dazu ist die Domäne des „Seelentrösters" der seelische Kummerkasten; hier erlebt der Helfer nicht nur das menschliche Gesicht der Krankheit, sondern auch die eigene Unentbehrlichkeit. Als „Komplize" versucht der Arzt, gemeinsam mit dem Patienten das soziale Netz auszubeuten.

Ein „Edelmensch" braucht den Beweis der Berufung, Leben zu retten und Menschen zu helfen – die berufliche Versorgung von alltäglichen Wehwehchen ist ihm nicht genug. Der „Strafrichter" wartet auf die Gelegenheit, Simulanten und Schmarotzer zu überführen, deren Hinterhältigkeit er immer wieder befürchtet. Als „Wunderheiler" möchte jeder gerne einmal wirken, der weiß, wie mühevoll die therapeutischen Fortschritte üblicherweise erkämpft werden müssen. Wer sich als „Unfehlbarer" gebärdet, der will dagegen sein geschwächtes Selbstbewußtsein über die völlige Unterwerfung von Abhängigen stärken.

2.5 Die Beziehungsmuster, in die Arzt und Patient geraten können

1. **Der Reparaturkunde und der Biotechniker**
2. **Der Schwarzseher und der Horrorspezialist**
3. **Der Drogensüchtige und der Drogenhändler**
4. **Der Berufspatient und der Sozialmanager**
5. **Der Unglücksrabe und der Seelentröster**
6. **Der Trickbetrüger und der Komplize**
7. **Der Aussätzige und der Edelmensch**
8. **Der Hochstapler und der Strafrichter**
9. **Der Wundergläubige und der Wunderheiler**
10. **Der Unterwürfige und der Unfehlbare**

Damit Rollen erfolgreich ausgefüllt werden können, müssen sie auf eine positive Resonanz beim Gegenüber stoßen. Wenn Arzt und Patient die jeweils zueinander passenden Verhaltensweisen an den Tag legen, dann entsteht in wenigen Augenblicken eine gemeinsame Basis. Man kommt schnell miteinander klar, was bei dem großen Zeit- und Leistungsdruck des Praxisablaufs von großem Wert ist. Deshalb erwirbt fast jeder im Verlauf seines beruflichen Werdegangs das gesamte Repertoire an stereotypen Handlungsmodellen; und so werden Beziehungsmuster für unterschiedliche Standardsituationen der zwischenmenschlichen Begegnung geprägt.

„Reparaturkunde" und „Biotechniker" etwa verstehen sich auf Anhieb. Für beide ist die Krankheit ein technisches Problem, das sachlich in Angriff zu nehmen ist. Die Zusammenarbeit gelingt deshalb so gut, weil sie für die Beteiligten auf physiologische Fragestellungen reduziert und die persönliche Betroffenheit weitgehend ausgeblendet wird. Ganz anders als beim „Unglücksraben" und beim „Seelentröster", die gerade über die und wegen der Emotionalität ihre „Wellenlänge" finden. Auf der Basis von nüchterner Wissenschaftlichkeit in Diagnostik und Therapie entstünde da kaum ein gutes Verhältnis.

Die beiden Beispiele zeigen Vorteile und Grenzen von eingespielten Beziehungsmustern auf. Einerseits erleichtert etwa eine objektiv-nüchterne Betrachtungsweise die rasche Abwicklung medizinischer Maßnahmen. Doch andererseits fällt es auf dieser Basis schwer, dem Patienten sein Mitgefühl für die Schwere der erlittenen Schmerzen zu zeigen. Im zweiten Fall liegen die Probleme umgekehrt. Hier ist zwar eine einfühlsame Anteilnahme an der Tagesordnung. Aber dafür wird die neutrale Abwicklung von Untersuchungs- und Behandlungsprogrammen (weil zu „unpersönlich") eher zögernd umgesetzt.

2.6 Die Etikettierung des Patienten (1): Der objektive Befund

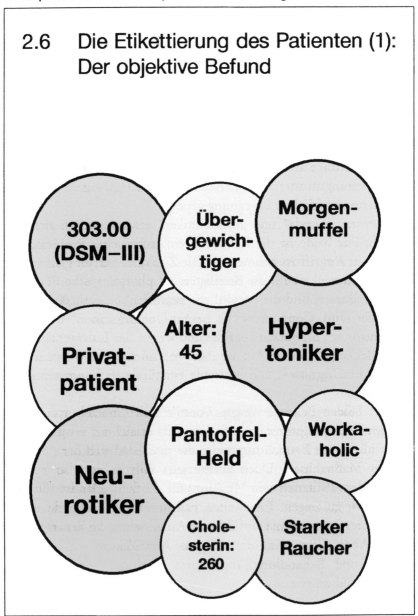

Die berufliche Beschäftigung mit anderen Menschen betrifft immer nur einen Ausschnitt der gesamten Person, was zwangsläufig zu einer Filterung der Wahrnehmung führt. Schließlich soll in kurzer Zeit eine qualifizierte Leistung erbracht werden, und das verlangt die Konzentration auf medizinisch relevante Informationen. Die Aufmerksamkeit arbeitet dabei mit den bewährten Rastern der Differentialdiagnostik, um das Vorhandensein oder Fehlen klinischer Symptome festzustellen. Daneben bestimmt die innere Einstellung des Arztes, für welchen Interpretationszusammenhang er nach Fakten sucht.

Wenn er darauf aus ist, einen „objektiven Befund" zu erheben, dann geht es ihm vor allem um eine distanzierte Begutachtung des Patienten nach pathologischen Kriterien. Dabei entsteht eine Fülle von Etiketten. Das beginnt bei den Risikofaktoren (Starker Raucher, hohes Cholesterin), geht weiter mit Diagnosen (ICD 303.00 DSM-III = Alkoholismus) und reicht bis zur Einordnung innerhalb des Praxisklientels („Anspruchlicher Privatpatient"). Mehrdeutige Informationen (Alter: 45) werden im entsprechenden Kontext gesehen, etwa als „Allgemeinzustand" im Vergleich zu anderen Männern des gleichen Jahrgangs.

Diese Sichtweise erlaubt ein rasches Handeln nach kurativen Gesichtspunkten, erschwert aber ein Eingehen auf die subjektive Befindlichkeit. Auch wenn es selten vorkommt, daß sich der Arzt ausschließlich auf den „objektiven Befund" konzentriert, so wird er wahrscheinlich darin seinen Schwerpunkt sehen. Das ist für viele Fragestellungen wichtig und richtig. Eine Veränderung des Blickwinkels ist aber immer dann zu empfehlen, wenn die Zusammenarbeit mit dem Patienten nicht mehr zu befriedigenden Ergebnissen führt.

2.7 Die Etikettierung des Patienten (2): Die psycho-soziale Klassifikation

Akade-
miker

Fuß-
ball-
fan

Morgen-
muffel

Steuer-
zahler

Alter:
45

Groß-
städter

BMW-
fahrer

Pantoffel-
Held

Wein-
trinker

Krimi-
leser

Hunde-
narr

Gelegentlich dominiert bei der Ausübung der eigenen Tätigkeit weniger der fachliche Aspekt, sondern mehr die jeweilige soziale Dimension der therapeutischen Beziehung. Das ist häufig bei älteren Patienten oder kranken Kindern der Fall, die ein hohes Maß an Zuwendung brauchen. Es kommt aber genauso bei der Behandlung von Menschen vor, die einem nahestehen, etwa Familienmitgliedern, Schulfreunden und Vereinskameraden. Hier geht es zwar auch um Gesundheitsrisiken und deren mögliche Beseitigung, nur haben dabei die medizinischen Fragen faktisch eine nachgeordnete Bedeutung.

Wer seine Patienten durch die Brille der „psycho-sozialen Klassifikation" betrachtet, der überprüft dabei an erster Stelle den Grad der zwischenmenschlichen Übereinstimmung – oder auch die gesellschaftliche Bedeutung (wie bei Fachkollegen oder Kommunalpolitikern). Mit dem Studienfreund, der die Praxis aufsucht, verbindet einen neben der Erinnerung an die Semester in Tübingen auch die Vorliebe für die gleiche Automarke und den Kaiserstühler „Weißherbst". Das Alter steht in diesem Zusammenhang nicht so sehr für den biologischen Erhaltungszustand, sondern ist ein weiteres Merkmal der erlebten Gemeinsamkeit.

Das Gespräch über Fragen der Lebensführung gestaltet sich dann eher locker-verständnisvoll und bei der Aufklärung über mögliche Gesundheitsprobleme weniger belehrend und formell. Das kann dazu beitragen, daß sich der Patient bereitwilliger auf die kurativen Maßnahmen einläßt. Doch andererseits kommt es auch schnell zu Rollenkonflikten, die das Behandlungsergebnis beeinträchtigen. Wo der persönliche Ton und das Gefühl der Nähe bestimmend sind, da werden ärztliche Anweisungen und therapeutische Notwendigkeiten manchmal zu wenig ernstgenommen.

2.8 Die Etikettierung des Patienten (3): Die subjektive Befindlichkeit

hek-
tisches
Auftre-
ten

sucht
Aner-
kennung

Morgen-
muffel

Alter:
45

lebhafte
Sprache

schmerz-
empfind-
lich

viel-
seitig
interes-
siert

Pantoffel-
Held

lockere
Haltung

hyper-
sensibel

medizi-
nisch
vorge-
bildet

Für das Verständnis von psychosomatischen Zusammenhängen ist der Zugang zur „subjektiven Befindlichkeit" des Kranken unerläßlich. Nur dadurch wird überhaupt verständlich, warum und wie sehr der Betreffende unter seinen heftigen Kopfschmerzen leidet, denen keine adäquate organische Ursache zugrunde liegt. Auch die Behandlung von chronischen Leiden setzt auf dieser Ebene an. Der langjährige Rheumatiker (Diabetiker, Allergiker...) akzeptiert nur dann den Arzt, wenn dieser die individuellen Empfindungen mindestens so wichtig nimmt wie die schulmedizinische Kasuistik.

In solchen Fällen interessiert neben der eigentlichen Symptomatik des klinischen Bildes die individuelle Selbstdarstellung des Patienten in Sprechzimmer und Krankenbett. Dazu gehört die Intensität der Schmerzempfindlichkeit ebenso wie die körpersprachliche Demonstration des Leidens oder die Dramatisierung der bisherigen Behandlungsgeschichte. Das Lebensalter kann hier den starken Kontrast verdeutlichen, der manchmal zwischen der subjektiven Kapitulation vor der Krankheit und der objektiv vorhandenen Vitalität besteht: Ein mit 25 Jahren berentetes Unfallopfer verhält sich manchmal schon greisenhafter als mancher Siebzigjährige.

So wichtig das Eingehen auf die „subjektive Befindlichkeit" ist, um Krankheitserleben und Motivationslage des Patienten zu begreifen – bei allzu einseitiger Vorgehensweise in dieser Richtung besteht die Gefahr, daß jede Konsultation zum „therapeutischen Kaffeekränzchen" wird. Es kommt also für den Arzt darauf an, die Filter der eigenen Wahrnehmung immer wieder zu überprüfen und die Richtung seiner Aufmerksamkeit gegebenenfalls zu wechseln. Nur dann bleibt sein diagnostischer Blick für die ganzheitliche Situation des Kranken erhalten.

2.9 Checkliste: „Was fragt sich der Patient?"

1 **Bin ich überhaupt in der „richtigen" Praxis?**

2 **Finde (und bekomme) ich hier, was ich will?**

3 **Werden meine Beschwerden vom Arzt und seinen Mitarbeitern ernstgenommen?**

4 **Wird meine Person gebührend respektiert?**

5 **Entspricht die notwendige Betreuung meinen persönlichen Vorstellungen?**

6 **Fühle ich mich hier wohl und sicher?**

7 **Habe ich genügend Vertrauen in die weitere Behandlung?**

Um die Einstellung der Patienten zu ihrer Versorgung zu verstehen, sollte man die Problematik regelmäßig aus dem Blickwinkel der Betroffenen betrachten. Auch wenn der Arzt häufig ein anderes Verständnis vom Arbeitsablauf in seiner Praxis, von der Berechtigung von Ansprüchen und den therapeutischen Notwendigkeiten haben mag (und muß) – es ist immer vorteilhaft, die Erwartungen und die Befürchtungen seiner Gesprächspartner rechtzeitig zu erkennen. Eine solche Analyse gibt nützliche Hinweise auf potentielle Meinungsverschiedenheiten, auf Motivationshindernisse und Konflikte.

Die Benutzung der nebenstehenden Checkliste ist jedoch nicht nur von Nutzen, um sich präventiv auf Schwierigkeiten vorzubereiten. Mit ihrer Hilfe gelingt es auch besser, die medizinische Dienstleistung so patientenfreundlich wie möglich zu organisieren; das beginnt bei der Einrichtung des Wartezimmers, geht weiter mit der Abwicklung von Hausbesuchen und endet mit den Umgangsformen der Helferinnen. Und gerade diese Faktoren sind in Zeiten des zunehmenden Wettbewerbs von großer Bedeutung. Denn der Patient entscheidet letztlich selbst darüber, welcher Praxis er auf Dauer die Treue hält.

2.10 Checkliste: „Welche Rolle spielt der Patient für mich?"

1 **Welche Rolle spielt der Patient für mich – und welche nicht?**

2 **Weiß ich wirklich, was der Patient will – oder nicht?**

3 **Werde ich meiner Rolle in dieser Praxis gerecht – oder nicht?**

4 **Welche Einstellung verkörpere ich gegenüber dem Patienten – und welche nicht?**

5 **Kann ich dem Patienten bei der Lösung seiner Probleme helfen – oder nicht?**

6 **Bin ich den Anforderungen der Situation gewachsen – oder nicht?**

7 **Werde ich mit Kritik, Beschwerden und Aggressivität fertig – oder nicht?**

Mancher Arzt steht sich und seinem Erfolg im Weg, weil er ein zu unklares und zwiespältiges Bild davon hat, wie die eigene berufliche Rolle aussieht. Stattdessen prägen schwankende und eher extreme Vorstellungen das professionelle Selbstverständnis: Übertriebene Erwartungen (etwa an die persönlichen Arbeitserfolge oder das Verhalten der Patienten) wechseln ab mit überzogenen Zweifeln und Gefühlen der Unzulänglichkeit. Das ist zwar niemals ganz zu vermeiden, weil jeder immer wieder an Leistungsgrenzen stößt und körperlich wie psychisch in stets wechselnder Verfassung ist.

Ungeachtet solcher Schwierigkeiten kann der Betreffende aber seine Selbstsicherheit im ärztlichen Alltag verbessern und stärken. Eine kontinuierliche Auseinandersetzung mit den eigenen Problemen in der therapeutischen Beziehung leistet ihren wichtigen Beitrag dazu. Es geht darum, sich selber im Umgang mit dem Patienten weder auf nutzlose „Rollenspiele" einzulassen noch den eigenen Wert falsch einzuschätzen oder sich zwischenmenschlich zu überfordern. Die Fragen der nebenstehenden Checkliste bieten eine Hilfestellung bei der Klärung solcher Zusammenhänge.

Zweiter Teil:

Hindernisse
bei der Führung
von Patienten

3 Die subjektiven Einflüsse
auf Befinden und Befindlichkeit

Fachleuten erscheint es häufig unverständlich, warum sich denn so viele Leute nicht gesundheitsgerechter verhalten, obwohl man ihnen genau erklären und zeigen kann, was sie dafür tun sollen. Es gibt schließlich genügend praktikable Wege, um etwa das Übergewicht zu reduzieren, die Beweglichkeit zu steigern oder die Kondition zu verbessern. Doch die vielen guten Ratschläge und Motivationsversuche bewirken meist sehr wenig. Stattdessen werden die „Dicken" immer fettleibiger, den Kurzatmigen geht immer früher die Puste aus, und die Schmerzpatienten klagen immer stärker.

Sehr schnell ist deshalb der Verdacht zu hören, die Menschen wären einfach zu wenig an ihrem eigenen Wohlergehen interessiert. Es würde den Betreffenden nur am nötigen Willen mangeln, um endlich „den inneren Schweinehund zu überwinden" und mehr für die Pflege von Körper, Gefühlen und Beziehungen zu tun. Selbst wenn diese kritische Analyse stimmen sollte, so gibt sie doch keine Antworten auf folgende Fragen: Welche Vorgänge im Denken und Erleben sorgen für die Verstärkung (und Beibehaltung) des „Krankseins"? Wo müßte man ansetzen, um das individuelle „Gesundsein" zu fördern?

Die Psychosomatik beschreibt jene Krankheitsprozesse, die auf Störungen in der Persönlichkeit beruhen; dort ist die körperliche Symptomatik der organische Ausdruck und keineswegs die physiologische Ursache der geklagten Beschwerden. Psychopathologisch bedingte Blockaden von Bewegungsabläufen (etwa als Folge einer Kindesmißhandlung) lassen sich mit dem kurativen Behandlungsrepertoire kaum beheben. Schmerzempfindlichkeit, Schonhaltung und depressive Stimmungslage scheinen therapieresistent zu sein –

und der engagierte Therapeut erleidet zusammen mit seinem Patienten einen vorprogrammierten Mißerfolg.

Hier ist eine psychotherapeutische Vorgehensweise angezeigt. Doch andererseits gibt es „normale" psychische Vorgänge, die als solche zwar nicht krankhaft sind, aber trotzdem die Befindlichkeit erheblich beeinflussen. Im ungünstigen Fall wirken sie sich selbstschädigend aus, führen zur Entwicklung von negativen Verhaltensmustern und zur erheblichen Beeinträchtigung des Wohlbefindens. Umgekehrt besteht die Möglichkeit, diese Prozesse in positive Bahnen zu lenken, was dann eine Steigerung der Lebensqualität und damit des „Gesundseins" bedeutet.

Die erfolgreiche Führung und Behandlung von Patienten hängt nicht zuletzt von der Qualität des Erlebens ab, mit dem die Betreffenden auf ihre Versorgung reagieren. Und eine psychische Komponente weist jedes kurative Problem auf: Von der Operationsvorbereitung über die Einstellung des jugendlichen Diabetikers bis zum präventiven Gesundheits-Check-Up. Deshalb ist die Vertrautheit mit den subjektiven Einflüssen auf Befinden und Befindlichkeit von großer Bedeutung für den therapeutischen Alltag.

3.1 Die Auswirkungen der selektiven Wahrnehmung

1 Die Lenkung der Aufmerksamkeit

Niemand kann alle Informationen gleichwertig verarbeiten, die fortlaufend die Aufmerksamkeit beanspruchen. Eine Vielfalt von Reizen kommt dabei aus der Umwelt. Dazu gehören Lärm und Hitze genauso wie die Bequemlichkeit eines Sessels oder die von Abgasen belastete Atemluft. Auch das Innere der eigenen Person meldet sich ständig, mit Gefühlen (Schmerz, Lust, Hunger...) und Gedanken (Analysen, Absichten, Erwartungen, Zweifel...). Um eine katastrophale Überflutung der Sinne zu verhindern, versuchen wir, aus der Fülle aller vorhandenen Informationen die wichtigen Eindrücke herauszufiltern.

Nur so gelingt etwa die Konzentration auf die angenehmen Seiten des Lebens, wie die Zärtlichkeit des Partners oder den entspannenden Genuß eines Musikstücks. Doch die selektive Wahrnehmung hat von Natur aus einen eher defensiven Charakter. Mit ihrer Hilfe sollen mögliche Gefahrenherde selbst unter ungünstigen Umständen frühzeitig genug entdeckt werden. Zu diesem Zweck speichert das Gehirn im Lauf der Zeit eine Fülle von Risikosignalen ab, deren Entdeckung über das vegetative Nervensystem einen emotionalen Alarmzustand auslöst.

Das betrifft so unterschiedliche Dinge wie die die Vorboten einer Migräne-Attacke oder den aggressiver werdenden Blick eines unzufriedenen Patienten. Entscheidend ist hier nicht nur der objektive Charakter einer Bedrohung, wie bei der Verbrennungsgefahr durch eine heiße Herdplatte. Sehr häufig wird vielmehr auf die subjektive Bedeutsamkeit der Situation reagiert. Etwa bei einem bestimmten Tonfall in der Stimme eines Fremden, der an das beängstigende Auftreten des Großvaters erinnert und deswegen eine spontane Antipathie hervorruft.

3.2 Die Konsequenzen aus der bisherigen Lebenspraxis

1 Die Lenkung der Aufmerksamkeit

2 Das Lernen aus Erfahrungen

Erfahrungen sind die entscheidende Grundlage, um mit den Anforderungen des Alltags immer besser zurechtzukommen. Von Anfang an ist das Dasein eine Serie von praktischen Experimenten auf allen Lebensbereichen, die die Kompetenz ständig wachsen lassen. Darum schafft es der erwachsen gewordene Mensch, viele persönliche und berufliche Probleme zu lösen. Das betrifft die Klärung eines Streits ebenso wie die Durchführung einer Appendektomie, oder etwas scheinbar so Banales wie die Benutzung des Telefons.

Jedes Erfolgserlebnis steigert das Selbstwertgefühl und damit die Sicherheit, positive Ergebnisse erzielen zu können, statt an den Anforderungen zu scheitern. So wächst automatisch das Vertrauen in das eigene Leistungsvermögen. Im Gegensatz zu einem gestandenen Praktiker hat der junge Arzt zuerst einige unbeholfene Versuche vor sich, bis er die richtige Injektionstechnik „wie im Schlaf" beherrscht. Auch Mißerfolge haben eine grundsätzlich wichtige Funktion. Sie sorgen nämlich dafür, daß jemand absehbare Überlastungen vermeidet und allzu großen Risiken eher aus dem Weg geht.

So entsteht (und verfestigt sich) ein Eindruck von der eigenen Souveränität oder Hilflosigkeit im Umgang mit den unterschiedlichen Anforderungen. Auf diese „Lebenserfahrung" verläßt sich jemand bei der Beurteilung seiner Chancen und Möglichkeiten, und unterscheidet dabei kaum zwischen objektiven und subjektiven Aspekten. Wer sich vertraut, der handelt in der Gewißheit: „Mit depressiven Patienten komme ich ganz gut zurecht". Aber auch die Selbstzweifel scheinen unstrittig zu sein: „Gegen meine Kopfschmerzen bin ich völlig machtlos".

3.3 Die Hochrechnung der persönlichen Perspektive

[1] **Die Lenkung der Aufmerksamkeit**

[2] **Das Lernen aus Erfahrungen**

[3] **Die Erzeugung von Erwartungshaltungen**

Man ist mit vielen Situationen und Ereignissen so vertraut, daß sie die Phantasie beleben können, ohne tatsächlich stattfinden zu müssen. Der bloße Gedanke an den Weihnachtsabend in der Familie oder den gewohnten Ärger mit dem Nachbarn reicht aus, um die betreffende Szene vor seinem geistigen Auge zu sehen. Dieses „mentale Kino" des Vorstellungsvermögens verwandelt die zurückliegenden Erfahrungen des Lebens in Erwartungshaltungen.

Die Entwicklungen der Zukunft werden dabei aus der Vergangenheit hochgerechnet, damit sich der einzelne auf kommende Ereignisse innerlich einstellen kann: „Wenn ich nach der Arbeit in die Sauna gehe, habe ich hinterher meinen Ärger vergessen und bin wieder ein anderer Mensch." Hier dient die Vorstellung sicher einem positiven Zweck, doch leider geht es auch anders. Wer häufig Schwierigkeiten mit dem Einschlafen hat, den quält bereits Stunden vor dem Zubettgehen die Angst, die kommende Nacht könnte genauso schlimm verlaufen wie die letzte.

Er weiß ja scheinbar ganz genau, wie schlecht es ihm dann ergehen wird, und durchlebt dieses Schreckensbild immer wieder in den düstersten Stimmungen. Solche Visionen bekommen dadurch den Charakter von „sich selbst erfüllenden Prophezeiungen". Durch die beständige Anspannung entsteht ein starker Dauerstreß, der im entscheidenden Augenblick die Entspannungsfähigkeit blockiert: Der Betreffende geht müde zu Bett, „bekommt kein Auge zu" und sieht sich deshalb in seinen schlimmsten Befürchtungen bestätigt.

3.4 Die Festlegung des persönlichen Spielraums

> **1 Die Lenkung der Aufmerksamkeit**

> **2 Das Lernen aus Erfahrungen**

> **3 Die Erzeugung von Erwartungshaltungen**

> **4 Das Generalisieren von Einstellungen**

Im Lauf des Lebens verfestigen sich die persönlichen Vorstellungen über Möglichkeiten und Grenzen der eigenen Leistungsfähigkeit. Der Erwachsene neigt zunehmend dazu, seinen subjektiven Erfahrungen und Ansichten einen ausschließlichen Wahrheitsgehalt zuzumessen. Aus der wiederholten Feststellung: „In diesem Konzert habe ich mich gelangweilt" wird dann vielleicht das endgültige Urteil: „Ich bin kein musikalischer Typ".

Wenn eine derartig generalisierende Einstellung erst einmal entstanden ist, dann rückt jemand kaum noch von ihr ab – und handelt entsprechend. Auf diese Weise entsteht das ganze Programm an typischen Merkmalen und unverwechselbaren Eigenschaften der betreffenden Person. Das gilt etwa für die solide Beständigkeit, mit der jemand sein Handwerk ausübt, oder für die Tatsache, daß man sich auf seine freundschaftliche Unterstützung verlassen kann. Manchmal reduzieren feststehende Ansichten allerdings auch die Fähigkeit zur (Selbst-)Kritik und vernebeln damit den Blick für die tatsächlichen Verhältnisse.

So entstehen Vorurteile, die den Entwicklungsspielraum des einzelnen beständig einengen und seine Beziehung zur Umwelt belasten. Besonders die eigene Person kann solchen ebenso einseitigen wie folgenschweren Verallgemeinerungen unterliegen. In bezug auf die Gesundheit gilt dann etwa die traurige Devise, daß „einem sowieso keiner mehr helfen kann", oder ein Programm wie die Rückenschule „in meinem Alter völlig sinnlos ist". Und wenn der Betreffende felsenfest davon überzeugt ist, daß er keine positive Perspektive mehr hat, warum sollte er sich noch eine weitere Chance geben?

3.5 Der Umgang mit Krisen und Schwierigkeiten

1 **Die Lenkung der Aufmerksamkeit**

2 **Das Lernen aus Erfahrungen**

3 **Die Erzeugung von Erwartungshaltungen**

4 **Das Generalisieren von Einstellungen**

5 **Die Richtung der Problemlösung**

= **Die Verankerung von Gewohnheiten**

Wer eine Methode gefunden hat, um eine Aufgabe befriedigend zu lösen, der wird sie wahrscheinlich bei nächster Gelegenheit wieder anwenden. Es ist dabei eher zweitrangig, ob es sich um den Schutz vor einer Erkältungswelle, um die Organisation des Urlaubsvertretung oder die Einstellung einer neuen Arzthelferin handelt. Ein bewährtes Verhaltensmuster wird mit jeder erfolgreichen Wiederholung immer stärker als Gewohnheit verankert, und auch bei Hindernissen und Schwierigkeiten beharrlich weiterverwendet.

Jemand kann sich aber auch erheblich schaden, indem er regelmäßig vor bestimmten Problemen flüchtet, sobald sie aufgetaucht sind. Je länger dieses Verhalten aufrechterhalten wird, desto gravierender und unausweichlich sind die negativen Folgen. Wenn jemand regelmäßig am Abend zur Bierflasche greift, um den Ärger des Tages herunterzuspülen, dann kennt er eben keinen besseren Weg, um seinen angestauten Frust zu bekämpfen. Diese Abhängigkeit vom alkoholischen Nothelfer ist erst in den Griff bekommen, wenn der Patient es schafft, die Konflikte ohne den gewohnten „Stoff" zu bewältigen.

Andernfalls wird er seine bisherige Strategie mit ihren erheblichen Nebenwirkungen beibehalten, und dafür die Leberschädigung, den psychischen Abbau und den sozialen Abstieg in Kauf nehmen. Denn ansonsten würde die Alternative für ihn lauten: Sobald ich abstinent lebe, bleibe ich meinen täglichen Schwierigkeiten hilflos ausgeliefert. Und in diesem Fall spricht subjektiv alles gegen eine zwar gesundheitlich sinnvolle, aber emotional eher bedrohliche (weil verlustbetonte) Verhaltensänderung – eine schlechte Problemlösung erscheint besser als überhaupt keine.

3.6 Die psychische Verstärkung des „Krankseins"

---

[1] **Die Fixierung der Aufmerksamkeit**

---

[2] **Die Einübung von Hilflosigkeit**

---

[3] **Die Erzeugung negativer Erwartungshaltungen**

---

[4] **Die Erstarrung in Vorurteilen**

---

[5] **Das Ausweichen in Ersatzlösungen**

= **Beeinträchtigung des Wohlbefindens**

Patienten mit chronischen Beschwerden entwickeln psychische Automatismen des Denkens, Erlebens und Verhaltens, die nachteilig auf die Befindlichkeit einwirken. Wer über längere Zeit hinweg unter Spannungskopfschmerz leidet, der fixiert zunehmend die Aufmerksamkeit auf seine Schulterpartie; schließlich haben die Beschwerden häufig mit Verspannungen in dieser Region angefangen. Bereits bei leichten Verkrampfungen der Muskulatur wird dann in Erinnerung an vergangene Schmerzattacken eine Streßreaktion ausgelöst.

Das verstärkt nicht nur die erlebte Intensität der Symptomatik. Gleichzeitig wächst die Befürchtung, wie bisher den „feindlichen" Aktivitäten des eigenen Körpers hilflos ausgeliefert zu sein. Das belastet erneut das emotionale Gleichgewicht und gibt dem einsetzenden Schmerz seine dramatische Bedeutung. Deshalb ist es kein Wunder, wenn jemand den scheinbar unvermeidlichen, weil so vertrauten Wochenend-Beschwerden schon ab Montag erwartungsvoll entgegenbangt. Der Betreffende malt sich tagelang aus, wie ihn das Übel plagen wird, während die Kollegen unbeschwert ihre Freizeit genießen.

Dieser Teufelskreis führt letztlich zu dem hartnäckigen Vorurteil: „Gegen meine Krankheit habe ich persönlich keine Chance mehr!" Entsprechend stark ist der Leistungsdruck, mit dem solche Patienten ihre Ärzte und Therapeuten belasten – sie sollen nämlich an Stelle der eigenen Person den Kampf mit Medikamenten, per Physiotherapie oder Operation gewinnen. Ein solches (verständliches) Ausweichen in Ersatzlösungen zementiert die Hilflosigkeit und beeinträchtigt damit dauerhaft das individuelle Wohlbefinden.

3.7 Die psychische Verstärkung des „Gesundseins"

1 **Die Öffnung der Aufmerksamkeit**

2 **Die Erprobung von Alternativen**

3 **Die Erzeugung positiver Erwartungshaltungen**

4 **Die Orientierung am Hier und Jetzt**

5 **Die Beharrlichkeit bei der Problemlösung**

= **Steigerung des Wohlbefindens**

Das Erlernen des „Autogenen Trainings" liefert ein gutes Beispiel dafür, wie die Befindlichkeit mit natürlichen Mitteln zu verbessern ist. Durch verschiedene Übungen lernt jemand, seine Aufmerksamkeit gezielt auf entspannende Körpergefühle (lockeres Liegen, wohltuendes Ausatmen) zu richten und sie damit deutlicher zu verspüren. Auf diese Weise werden Wahrnehmung und Erleben nicht länger auf streßbestimmte Phänomene (Kloßgefühl in der Kehle, Hyperventilation) konzentriert, um diese zu verstärken.

Solche positiven Erfahrungen sind durch Anwendung der Technik wiederholbar und ermuntern deshalb zur weiteren Erprobung des neuen Verhaltensmusters. Nach dem Gesetz der Serie entsteht allmählich die positive Erwartung, daß beim fortgesetzten Training mit zusätzlichen Erfolgserlebnissen zu rechnen ist. In den Vordergrund des Denkens tritt deshalb die Machbarkeit von erwünschten Veränderungen an Stelle der ängstlichen Spekulation auf den gewohnten Mißerfolg. Statt: „Der Streß macht mich fix und fertig!" heißt es dann: „Ich kann hier und jetzt zur Ruhe kommen!"

Der erfahrbare praktische Nutzen von Entspannungstechniken verstärkt die Beharrlichkeit, mit der sich ein Übungsteilnehmer um persönliche Fortschritte bemüht. Die angenehmen Folgen des Trainings bleiben nicht aus. Es kommt zur nachhaltigen Steigerung des Wohlbefindens, was gleichzeitig eine psychische Verstärkung des „Krankseins" unterbindet.

4   Die Widerstände gegen therapeutische Führung

Über eine Verbesserung der therapeutischen Beziehung wird normalerweise nur dann nachgedacht, wenn die konstruktive Mitarbeit der Kranken zu wünschen übrigläßt. Das kann sehr unterschiedliche Problembereiche betreffen: Die Patientin mit der neuen künstlichen Hüfte gibt sich dem postoperativen Schmerz hin und bleibt leidend im Bett liegen, statt ihre Bewegungsmuskulatur zu trainieren... Der Kettenraucher lauscht begeistert allen Gesundheitsvorträgen über die Gefahren des Lungenkrebses, ohne deswegen seinen Zigarettenkonsum im geringsten zu drosseln...

Ob es um eine vernünftige Lebensführung, um Risikobewältigung oder Rehabilitation geht – Menschen finden immer Wege und Gründe, um ihre bestehenden Gewohnheiten nicht verändern zu müssen. Die möglichen Beispiele sind dabei so vielfältig wie die Bandbreite der persönlichen Entschuldigungen und keineswegs nur auf Gesundheitsfragen beschränkt. Der berufliche Aufbau läßt leider keine Zeit für die Familie, der Ärger mit der Schwiegermutter verdirbt die Lust auf eine zärtliche Liebesstunde, und die schlechten Schulnoten der Kinder sind ein guter Grund für die Kürzung des Taschengelds...

Offensichtlich besitzt jeder die Fähigkeit zum aktiven (wie passiven) Widerstand gegen fremde Erwartungen und Forderungen. Die Strategie der Verweigerung ist Bestandteil des individuellen Selbstschutzes; „was ich nicht weiß, das macht mich nicht heiß", und wenn ich „die Finger von dem riskanten Geschäft lasse, dann kann ich sie mir auch nicht daran verbrennen". Dieses Bedürfnis zur Abwehr von Unannehmlichkeiten macht natürlich nicht vor der Arztpraxis halt. Da medizinische Ratschläge häufig mit Einschränkungen verbunden sind, ist die latente Distanziertheit der Patienten kaum überraschend.

Wer hier trotzdem Erfolg haben will, der muß die Strategien kennen, mit denen die Psyche den Widerstand gegen die therapeutische Führung organisiert. Anderfalls entzieht sich der Betreffende sehr schnell den für ihn unbequemen Einsichten und Konsequenzen, auch wenn er rein äußerlich weiterhin motiviert und kooperativ erscheint. Die Folgen dieser Kommunikationsstörung sind jedem erfahrenen Praktiker nur allzu gut bekannt. Als engagierter Arzt steht er mit seinen gesunden Weisheiten alleine da und ist frustriert, weil er wieder einmal erfolglos „gegen eine Wand geredet hat".

Doch mit der diagnostischen Aufdeckung des Netzwerks an Hindernissen ist es natürlich nicht getan. Schließlich möchte man wissen, welche Strategien dazu geeignet sind, um die entstandenen Schwierigkeiten auch zu beseitigen, wie also etwa bei einem Patienten mit einer Altersdepression mehr zu erreichen ist als nur demonstrative Anpassungsbereitschaft, die auf die Zuwendung des Arztes abzielt, ohne jedoch therapeutischen Nutzen zu bringen – damit es häufiger gelingt, den einzelnen wirkungsvoll anzusprechen, ihn zielgerichtet zu mobilisieren und dauerhaft zu aktivieren.

4.1 Die Blockade der Wahrnehmung

Gesagt

ist noch nicht:

Gehört!

Es gibt eine einfache Methode, um jedem unerfreulichen Thema sehr schnell aus dem Weg zu gehen. Sie besteht darin, bei einem Arztbesuch zwar körperlich anwesend zu sein, aber „die Ohren auf Durchzug zu stellen" und einfach nicht genau hinzuhören. Niemand kann schließlich gezwungen werden, die Informationen über die Folgen des Alkoholkonsums, den Abnützungsgrad der Gelenke oder den Zustand der Gefäßwände akustisch zu verarbeiten. Und ein interessierter oder „andächtiger" Gesichtsausdruck allein bietet noch keine Garantie auf die ungeteilte Aufmerksamkeit des Gegenübers.

Manchmal eröffnet der Arzt das Gespräch über Risiken und Gesundheitsschäden auch so negativ und belehrend, daß selbst gutwillige Zuhörer dabei innerlich abschalten. Da ist etwa vom „Leichtsinn" und der „Gedankenlosigkeit" des Kranken die Rede; oder von schädlichen Verhaltensweisen, die jetzt endlich(!) abgestellt werden müssen. Aber welcher „normale" Mensch freut sich schon über solche kritischen und unerfreulichen Vorhaltungen? Sobald jemand den Eindruck hat, daß ihn die angeschnittene Problematik nicht anspricht, macht er „seine Empfangskanäle dicht" und ist für alles Nachfolgende schwer zugänglich.

Wenn es nicht gelingt, beim Patienten von Anfang an aufmerksames Gehör zu finden, dann scheitert jede weitere Verständigung bereits an dieser Hürde.

4.2 Die Ablehnung von Zusammenhängen

Gesagt   ist noch nicht: **Gehört!**

▽

Gehört   ist noch nicht: **Verstanden!**

Es gibt Informationen, die sachlich korrekt sind, mit denen viele Zuhörer aber nur wenig anfangen können. Dazu gehören etwa die Cholesterin- und Leberwerte. Sie sind zwar für den Arzt aussagefähig, sagen vielen medizinischen Laien aber so gut wie nichts. Denn der Alltag vermittelt normalerweise keine Erfahrungen, die einen nachvollziehbaren Zusammenhang zwischen persönlichen Erlebnissen und chemischen Parametern herstellen. Deshalb fällt es schwer, wegen nüchterner Zahlen eine Kehrtwende in der Lebensführung zu vollziehen; also auf das Frühstücksei zu verzichten und weniger Alkohol zu trinken.

Die bloße Mitteilung von kritischen Labordaten allein genügt in diesem Fall nicht, um beim Patienten ein Gefühl von Betroffenheit hervorzurufen. Es ist nötig, Brücken der Verständigung zwischen dem „Fachchinesisch" (Gamma-GT, HDL) der Medizin und den individuellen Lebensumständen des Gesprächspartners zu bauen. Andernfalls ist der Arzt vielleicht mit der fachlichen Korrektheit seiner Ausführungen zufrieden, berücksichtigt dabei aber lediglich die wissenschaftlichen Konventionen – für die Kranken in der Sprechstunde bleiben die Informationen dagegen zu abstrakt und wenig nachvollziehbar.

Wenn es also nicht gelingt, beim Patienten Verständnis für die angesprochenen Zusammenhänge zu finden, dann scheitert das weitere Vorgehen an dieser Hürde.

4.3 Die Verweigerung der Betroffenheit

Gesagt	ist noch nicht:	
		Gehört!
Gehört	ist noch nicht:	▽
		Verstanden!
Verstanden	ist noch nicht:	▽
		Einverstanden!

Beim Gespräch über gesundheitliche Risiken gibt es eine interessante Möglichkeit des Ausweichens: Jemand bejaht die grundsätzliche Bedeutung des angeschnittenen Themas, stellt aber gleichzeitig die eigene Gefährdung in Abrede. Etwa mit dem Hinweis, die Gefahren des Rauchens seien sicher sehr groß, er selber könne aber jederzeit damit aufhören. Bei der Diskussion über die Ursachen des Übergewichts ist die Meinung zu hören, daß nicht etwa das reichliche Essen die überschüssigen Pfunde verursache. Es seien vielmehr die schweren Knochen, die da so unliebsam zu Buche schlagen würden.

Beliebt ist auch der Verweis auf den steinalten Großvater, der ohne Verzicht auf Wein, Weib und Gesang das neunzigste Lebensjahr erreicht habe. Diese Argumentationsstrategie verfolgt gleichzeitig zwei Ziele. Einerseits signalisiert der Patient damit dem Arzt, daß er dessen gesundheitliche Anschauungen teilt; das ist ein diplomatischer Schachzug, um sich das grundsätzliche Wohlwollen des Doktors zu sichern. Doch andererseits erlaubt die Berufung auf den persönlichen Ausnahmefall („In unserer Familie ist noch keiner am Herzinfarkt gestorben"), jedes Behandlungskonzept zu torpedieren.

Wenn es nicht gelingt, das Einverständnis des Patienten für die therapeutischen Maßnahmen zu erreichen, dann scheitert die weitere Entwicklung an dieser Hürde.

4.4 Die Vermeidung von Erfahrungen

Gesagt	ist noch nicht:	
		Gehört!
Gehört	ist noch nicht:	▽
		Verstanden!
Verstanden	ist noch nicht:	▽
		Einverstanden!
Einverstanden	ist noch nicht:	▽
		Ausprobiert!

Manche Patienten sind sehr gut in der Lage, ungesunde Verhaltensweisen zu analysieren und eigene Fehler in der Lebensführung zu beklagen. Und trotzdem bleibt alles wie gehabt, weil die Betreffenden nämlich nichts unternehmen, um ihre Gewohnheiten zu ändern. Es gibt ja auch genügend Begründungen für die Untätigkeit: Im Sommer ist es sinnlos, mit der Diät anzufangen, weil man sich nicht gerade im Urlaub einschränken will; auch der Herbst ist dafür ungünstig, weil der Stoffwechsel einen erhöhten Energiebedarf hat. Und am Jahresende verhindern die Feiertage den moderaten Umgang mit Essen und Trinken...

Die Angst vor dem ersten Schritt verstärkt zwar gelegentlich die gesundheitsbewußten Lippenbekenntnisse in der Sprechstunde. „Sie haben ja so recht", stimmt der gestreßte Manager dem Hausarzt zu, „ich müßte wirklich mehr für meine Entspannung tun!" Doch beim nächsten Termin mangelt es nicht an Ausreden, warum die Zeit zum Üben des Autogenen Trainings leider gefehlt hat. „Aber übermorgen, Herr Doktor, da geht es wirklich los!", so lautet die Versicherung, der auch dieses Mal ganz gewiß keine Taten folgen werden – und das nächste Magengeschwür ist deshalb bereits absehbar.

Wenn es nicht gelingt, den Patienten zu bewegen, neue Verhaltensweisen auszuprobieren, dann bleibt der therapeutische Fortschritt an dieser Hürde stecken.

4.5 Die Verhinderung neuer Gewohnheiten

Gesagt	ist noch nicht:	
		Gehört!
Gehört	ist noch nicht:	▽
		Verstanden!
Verstanden	ist noch nicht:	▽
		Einverstanden!
Einverstanden	ist noch nicht:	▽
		Ausprobiert!
Ausprobiert	ist noch nicht:	▽
		Beibehalten!

Die meisten Angewohnheiten haben eine lange Entwicklungsgeschichte und sind deshalb resistent gegen plötzliche Veränderungen. Der Bewegungsmangel ist wahrscheinlich von klein auf trainiert, auch wenn er vielleicht erst im Alter (über den Rückenschmerz) als gesundheitliches Problem auftaucht. Kurzfristige Kurskorrekturen der Lebensführung erweisen sich daher häufig als therapeutische Eintagsfliegen ohne dauerhaften Nutzen; wie etwa viele Programme in Kurkliniken (Ernährung, Bewegung, Entspannung), die bereits einen Tag nach der Rückkehr ins heimische Umfeld ihre Wirkung einbüßen.

Viele Menschen, die durchaus aufgeschlossen für Veränderungen sind, haben einen zu „kurzen Atem" bei der Erprobung gesunder Alternativen. Sie kapitulieren zu schnell vor den „Realitäten des Alltags", obwohl bei näherem Hinsehen genügend Spielraum für (fast) jede Art von Veränderung besteht. Es sind vielmehr die „gewohnten Bahnen" des verinnerlichten Lebensprogramms, die jedem grundlegenden Wandel entgegenstehen. Deshalb mißlingt auch noch die nächste Diät, die bessere Aufteilung der Zeit bleibt ein schöner Traum, und der Spaß am Radfahren wird der „Bequemlichkeit" geopfert.

Wenn es nicht gelingt, den Patienten zur Beibehaltung von neuen Verhaltensweisen zu ermuntern, dann scheitert jedes therapeutische Konzept an dieser letzten Hürde.

4.6 Die wirkungsvolle Ansprache des Patienten

Aufmerksamkeit erregen

um: **Gehör zu finden!**

▽

Interesse wecken

um: **Verständnis zu schaffen!**

Medizinische Fragen sind für viele Menschen äußerst interessant, wie die Berichterstattung der Medien zeigt. Das neue Wundermittel oder eine sensationelle Operationstechnik sorgen in der Presse und vielen Fernsehmagazinen stets für großes Aufsehen. Doch die ärztliche Aufklärung über Gesundheitsprobleme stößt auf wesentlich geringere Beachtung, wenn es in der Sprechstunde um die eigene Lebensführung geht. Das ist auch kein Wunder, denn dabei dreht sich das Gespräch häufig um Einschränkungen, Verbote und Verzicht. Und solche Themen sind natürlich alles andere als verlockend.

Um zu verhindern, daß jemand von Anfang an höflich weghört oder gelangweilt abschaltet, muß der Arzt zuerst einmal die Aufmerksamkeit des Patienten erregen, ohne gleich mit der „Tür ins Haus zu fallen" und über eine richtige Lebensführung zu sprechen. Das beginnt dann eher unverfänglich mit der (eigentlich selbstverständlichen) individuellen Zuwendung: „Guten Tag, Herr Müller, was kann ich heute für Sie tun?" – „Frau Berger, wie sind Ihnen denn die Tabletten bekommen?" Genauso wichtig ist das demonstrative Engagement für das Wohlergehen des anderen: „Jetzt will ich mir zuerst einmal die Wunde ansehen."– „Ich habe mir vorgenommen, Ihr Herz noch einmal gründlich zu untersuchen."

Als nächstes gilt es, das persönliche Interesse zu wecken; etwa, indem der Arzt auf die Befindlichkeit eingeht: „Und wann macht sich dieser Schmerz besonders schlimm bemerkbar?" Auch die weitere Versorgung wird dankbar zur Kenntnis genommen: „Ich würde Sie gerne noch zum Ultraschall schicken, um ganz sicher zu gehen." Eine zusätzliche Möglichkeit besteht darin, die vorhandenen Unsicherheiten anzusprechen: „Was möchten Sie über die bekannten Nebenwirkungen wissen?"

Auf solche Weise wird über eine wirkungsvolle Ansprache die verständnisvolle Öffnung des Patienten erreicht.

4.7 Die zielgerichtete Mobilisierung des Patienten

Aufmerksamkeit erregen	um:	Gehör zu finden!
Interesse wecken	um:	Verständnis zu schaffen!
Bedürfnisse ansprechen	um:	Einverständnis zu erzielen!
Ausprobieren lassen	um:	Überzeugungen zu korrigieren!

Wenn der Patient gesundheitsbewußt handeln soll, dann muß er das übliche (und anerzogene) Verhaltensmuster des sozialversicherten Bürgers ablegen. In diesem Fall genügt es nicht, zwar aufgeschlossen und therapiewillig zu sein, sich aber passiv versorgen und von Experten kurieren zu lassen. Es kommt darüber hinaus auf die Bereitschaft zur aktiven Mitgestaltung des Behandlungsprozesses an; also der Einhaltung von Bewegungsregeln, der regelmäßigen Teilnahme an einer Koronargruppe oder der sorgfältigen Pflege des künstlichen Darmausgangs.

Der „Leidensdruck" reicht nicht aus, um freiwillig, beständig und vielleicht bis ins hohe Alter die eigene Gesundheit zu sichern. Um jemanden zu bewegen, seine schädlichen Gewohnheiten auf Dauer zu ändern, sind positive Triebfedern nötig. Der Arzt sollte deshalb die individuellen Bedürfnisse ansprechen, um die Kooperationsbereitschaft zu verstärken. An Stelle des Appells: „Ernähren Sie sich vernünftig, und es geht Ihnen einfach besser!" wirkt das folgende Angebot weit verlockender: „Sie machen am Strand bestimmt eine gute Figur, wenn Sie bis zum Sommer einige Kilo abgespeckt haben."

Viele Menschen sind bereit, einiges zu unternehmen, um sich „vital", „belastbar" und „attraktiv" zu fühlen. Jeder hat da seine eigenen Wunschvorstellungen, an die sich die therapeutischen Ratschläge koppeln lassen. Auf dieser Basis würde der einzelne schon eher darauf eingehen, neue Verhaltensweisen tatsächlich auszuprobieren und seine bisherigen Überzeugungen (sprich: Vorurteile) zu überprüfen; etwa Entspannung trotz des Leistungsdrucks am Arbeitsplatz für machbar zu halten und auch kleine Pausen für die entsprechenden Übungen zu nutzen...

Und damit ist die zielgerichtete Mobilisierung des Patienten in die Wege geleitet.

4.8 Die dauerhafte Aktivierung des Patienten

| **Aufmerksamkeit erregen** | um: | Gehör zu finden! |

▽

| **Interesse wecken** | um: | Verständnis zu schaffen! |

▽

| **Bedürfnisse ansprechen** | um: | Einverständnis zu erzielen! |

▽

| **Ausprobieren lassen** | um: | Überzeugungen zu korrigieren! |

▽

| **Festlegen lassen** | um: | Veränderungen zu erreichen! |

Neue Verhaltensweisen brauchen einige Zeit des regelmäßigen Trainings, bis sie beständig etabliert sind. Das gilt besonders, wenn sie in Konkurrenz zu den bisherigen (gesundheitsschädlichen) Gewohnheiten treten und diese ersetzen sollen. Die mangelhafte Streßbewältigung oder die hypersensible Wehleidigkeit haben schließlich Jahre gebraucht, um sich zu entwickeln – und durch tagtägliche Wiederholung in der Persönlichkeit zu verankern. Es ist daher unrealistisch und wenig professionell, in solchen Fällen einen kurzfristigen Erfolg zu erwarten.

Der „Weg zur Hölle" ist auch mit vielen Versuchen zur veränderten Lebensführung gepflastert, die nicht lange genug durchgehalten wurden. Wie oft hat so mancher schon versucht, mit dem Rauchen aufzuhören oder seltener zur Flasche zu greifen, und nach kurzer Zeit doch wieder aufgegeben... Beharrlichkeit beim Verfolgen eines Ziels ensteht nur, wenn sich jemand von inneren Widerständen und Unlustgefühlen nicht aufhalten läßt. Der Betreffende braucht also die ebenso einfühlsame wie konsequente Erinnerung daran, seinen einmal eingeschlagenen Kurs fortzusetzen. Denn handeln kann er ja nur selbst.

Der engagierte Arzt wird deshalb den Patienten darin bestärken, „bei der Stange zu bleiben", was weniger eine Frage des guten Zuredens ist. Jedes therapeutische Gespräch sollte vielmehr damit enden, den Gesprächspartner auf seine persönlichen Aktivitäten festzulegen: „Wann werden Sie Ihre täglichen Entspannungsübungen machen?" – „Mit welchen körperlichen Aktivitäten fangen Sie ab heute an?" Die Antworten müssen so konkret wie möglich ausfallen und notfalls freundlich, aber hartnäckig nachgefragt werden.

Damit ist mittelfristig alles getan, um den Patienten dauerhaft zu aktivieren.

5   Strategien zur Blockade von Verständigung

Schwierigkeiten zwischen Arzt und Patient können (wie in allen Beziehungen) in jedem Augenblick entstehen. Manchmal ist bereits von Anfang an „der Wurm drin", doch häufig kommt es eher im Lauf der Zeit und dann unvermittelt zu einer Abkühlung des zwischenmenschlichen Klimas. Das liegt selten an sachlichen Differenzen oder medizinischen Problemen, sondern beruht weitgehend auf persönlichen Animositäten. Ein „falsches Wort" und ein „merkwürdiger Blick" genügen, und plötzlich schlägt die Stimmung um. Aus dem bisherigen Miteinander wird ab sofort ein konfliktträchtiges Gegeneinander.

Diese Wende im therapeutischen Verhältnis hat weitreichende Folgen für die weitere Zusammenarbeit. Wo beim Patienten bisher die Bereitschaft vorgeherrscht hat, die ärztlichen Ratschläge positiv aufzunehmen und als Ausdruck von fachlicher Hilfsbereitschaft zu verstehen, da wird jetzt vor allem nach kritischen Einwänden gesucht: Ist der Doktor so sachlich und kurz angebunden, weil er mich nicht leiden kann? Werden mir keine Massagen mehr verschrieben, weil man mich hier für einen Simulanten hält? Muß ich so lange auf die Behandlung warten, weil ich bei den Helferinnen unbeliebt bin?

Auch der Arzt erlebt solche Stimmungsumschwünge und reagiert auf andere Menschen mit Sympathie oder Antipathie. Die berufliche Rolle und der weiße Kittel stärken zwar die subjektive Sicherheit bei der Abwicklung der gewohnten Aufgaben. Sie bieten aber wenig Schutz gegen Gefühle von Ablehnung, die im Umgang mit bestimmten Patienten aufkommen können. Als Folge davon gehen dann dem Mediziner eher abschätzige Gedanken durch den

Kopf: Ist Herr Bauer nur so freundlich, weil er wieder krankgeschrieben werden will? Soll ich wirklich die Kur für Frau Hansen befürworten, weil ich sie sonst vielleicht an einen Kollegen verliere? Neben den spontanen oder situationsspezifischen Reaktionen gibt es Blockade-Strategien genereller Art, die die Verständigung des Arztes mit seinen Patienten stören. Sie entstehen vielleicht schon in den ersten Berufsjahren als spätere Altlasten der menschlichen und kräftemäßigen Beanspruchung, die der junge Mediziner in der Klinik erlebt hat. Das führt zur Entwicklung von defensiven Einstellungen, die einer möglichen (vor allem emotionalen) Überforderung vorbeugen sollen: Verlange nicht zuviel von mir, ich will mich von niemandem vereinnahmen und ausnutzen lassen!

Diese innere Haltung prägt die soziale Qualität der therapeutischen Dienstleistung. Sie ruft in vielen Fällen beim Gegenüber das Gefühl hervor, am „kurativen Fließband" abgefertigt oder sogar als Persönlichkeit abgewertet zu werden. Entsprechend negative Reaktionen der Patienten bleiben daher selten aus, was umgehend zu unerfreulichen Gegenreaktionen des Arztes führt. Die zwischenmenschliche Abkühlung eskaliert, und das kann sowohl dem Behandlungsergebnis wie dem Ruf der Praxis erheblich schaden. Darum ist die Sensibilität für solche Prozesse ein wichtiger Aspekt der persönlichen Professionalität.

5.1 Die Automatismen bei der Aktivierung von Blockaden

Die Wahrnehmung sucht nach Hinweisen für Bedrohung

Ein subjektiv bedeutsames Gefahrensignal wird identifiziert

Umgehend läuft die vegetative Streß-Reaktion ab

Der Selbstschutz wird mit einer Blockadestrategie verstärkt

Das persönliche Sicherheitsbedürfnis läßt sich nur bedingt und ausnahmsweise abschalten. Das geschieht etwa im Zustand der Verliebtheit, wenn die „rosarote Brille" viele Schattenseiten des Alltags (und des „angebeteten" Partners) zeitweilig übersehen läßt. Im Normalfall sucht die Wahrnehmung jedoch beständig nach Hinweisen auf eine mögliche Bedrohung: Wer von den Kollegen könnte mich angreifen und mir Ärger machen? Wo droht ein Unfallrisiko, wo eine Gefährdung meiner wirtschaftlichen Lage? Welche Probleme erwarten mich, wenn ich diesem Menschen vertraue?

Im Archiv der Lebensgeschichte lagern auch jene negativen Erfahrungen, die dem einzelnen nicht bewußt sind. Da ist vielleicht die (längst vergessene) Erinnerung an die Angst des Kindes vor der groben Art des Chirurgen, an den wütenden Blick des Onkels oder die kalte Stimme der Kindergärtnerin... Aus solchen Details entsteht im Lauf des Lebens ein umfangreicher Fundus an subjektiv wichtigen Warnsignalen. Korrespondiert die Körpersprache eines anderen Menschen (in Haltung, Gestik, Mimik) mit einem abgespeicherten Schlüsselerlebnis aus der Vergangenheit, dann wird darin ein Gefahrenhinweis gesehen.

Die Persönlichkeit schlägt Alarm und löst über den Sympathikus umgehend die vegetative Streß-Reaktion aus. Das wiederum veranlaßt den Verstand, Selbstschutzmaßnahmen zu ergreifen; im zwischenmenschlichen Bereich kommt es deshalb zur Aktivierung von Blockadestrategien. Sie sind häufig in der frühen Kindheit erworben und sollen die (mutmaßliche) Bedrohlichkeit des potentiellen Gegners entschärfen. Was nicht immer den erwünschten Erfolg bringt – man reagiert nämlich mit solchen Verhaltensweisen weitgehend automatisch, und manchmal sogar im Gegensatz zu den eigenen Interessen.

5.2 Die nach außen gerichtete Aggressivität

nach außen ↑

☐1 **Angreifen**

☐2 **Abwehren**

Die bekannteste Blockade-Technik ist die gegen andere Menschen gerichtete Aggressivität, die häufig als Ausdruck von persönlicher Stärke (miß-)verstanden wird. Das kann daran liegen, daß viele Menschen die vorgeführte Kraftmeierei mit tatsächlicher Überlegenheit verwechseln und sich davon ins Bockshorn jagen lassen. Der „Angriff" ist dabei schon am herausfordernden Gehabe, an den Drohgebärden und dem meistens sehr lautstarken Auftreten zu erkennen: „Es ist eine verdammte Unverschämtheit, wie lange man hier auf die Behandlung warten muß! Was glauben Sie eigentlich, wen Sie vor sich haben!!!"

Eine Variation dieser aggressiven Strategie ist die demonstrative „Abwehr" von Gemeinsamkeit. Hier fehlen zwar die lauten Töne und die offene Feindseligkeit, mit denen viele „Angreifer" ihre kriegerischen Absichten zur Schau stellen. Doch der geringschätzige Blick, die distanzierte Haltung und der ironische (bis provozierende) Klang der Stimme lassen keine Zweifel an der Einstellung des Betreffenden aufkommen. Sie verraten eine deutlich ablehnende, meistens auch herabsetzende Haltung: „Bitte, wenn Sie meinen, daß Sie so mit Ihren Patienten umgehen müssen, Sie sind schließlich der Arzt..."

So sehr ein solches Verhalten vor allem die Mitmenschen belastet, auch für den „Angreifer" und den „Abwehrstrategen" selbst entstehen dadurch Nachteile. Denn wer so deutlich jede Gemeinsamkeit aufkündigt, der bleibt isoliert und verbaut sich leicht jede Möglichkeit einer weiteren produktiven Zusammenarbeit. Offene Aggressivität kann also von Vorteil sein, um zu starke Anspruchlichkeit und ein Zuviel an Nähe abzuwehren. Sie schadet aber, wenn eigentlich das therapeutische (familiäre, kollegiale...) Klima gepflegt und verbessert werden soll.

5.3 Die Vermeidung von Einbeziehung

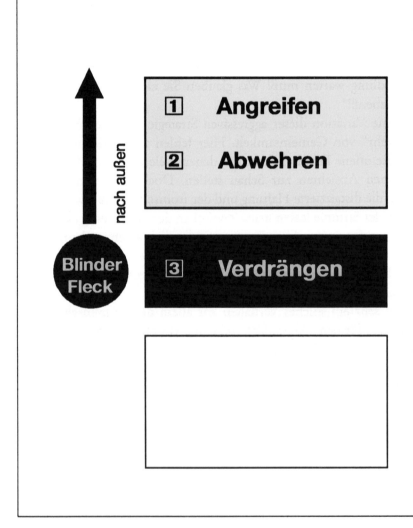

Es gibt eine besonders wirksame Möglichkeit, um der Inanspruchnahme durch andere Menschen zu entgehen. Sie besteht darin, jede persönliche Einbeziehung in eine problematische Fragestellung, in die Lösung einer Aufgabe oder ein gemeinsames Arbeitsprogramm zu verweigern. Gelegentlich läßt sich das ganz offen verwirklichen: „Ich möchte an der ständigen Diskussion über den Sinn und Unsinn von Kuren nicht teilnehmen." – „Wenn Sie von mir verlangen, daß ich grundsätzlich und bei allen Patienten weniger Medikamente verordnen soll, dann lehne ich das entschieden ab."

Manche Menschen benutzen hier jedoch eine Strategie, die weniger offensichtlich, dafür aber besonders unangenehm ist. Sie „verdrängen" alle Informationen und Zusammenhänge, die ihnen unerwünscht sind oder für sie belastend sein könnten, und erzeugen damit in ihrem Denken einen „blinden Fleck". Dadurch wird es leichter, einem Thema (und damit dem Gesprächspartner) aus dem Weg zu gehen: „Man kann in vielen Fällen auf psychosomatische Diagnosen verzichten, wenn die Patienten nur gründlich genug untersucht werden." – „Ach, wissen Sie, ich könnte wirklich jederzeit mit dem Trinken aufhören."

Wer so verfährt, der erscheint unangreifbar, weil (fast) alle kritischen Argumente am Schutzschild der Ignoranz abprallen. Diese Blockade-Strategie schützt auch davor, daß Angriffe „unter die Haut gehen" oder die Kompetenz eines anderen anerkannt werden muß. Doch der Betreffende zahlt für solche Vorteile einen hohen Preis; weil er die angesprochene Problematik verdrängt, ist er weder lern- noch entwicklungsfähig. Und er erweckt bei seinen Mitmenschen den Eindruck von Arroganz und teilnahmsloser Gleichgültigkeit – was die emotionale Basis für jedes Miteinander zerstört.

5.4 Die nach innen gerichtete Aggressivität

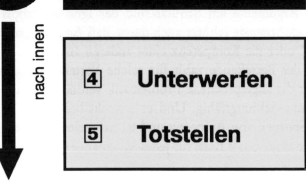

Einige Patienten werden zu Problemfällen, weil sie sich der Mitarbeit durch „Unterwerfung" oder „Totstellen" entziehen. Im kurativen Alltagsbetrieb wirken diese Menschen eher „pflegeleicht", wenn auch nicht unbedingt sympathisch. Sie stellen keine unangenehmen Fragen und leisten scheinbar keinen Widerstand gegen die therapeutischen Anordnungen. Doch sobald man sie auf Fehler in der Lebensführung und notwendige Verhaltensänderungen anspricht, ändert sich das Bild. Der Arzt stößt dann nämlich auf emotionale Widerstände, die kaum zu überwinden sind.

Denn die Betreffenden sind bemüht, das Gesetz des Handelns (und die Verantwortung) von sich weg und anderen zuzuschieben, was häufig durch starke Minderwertigkeitsgefühle und Versagensängste bedingt ist. Der „Unterwürfige" pflastert seinen Weg zum Ziel mit Schmeicheleien und Streicheleinheiten: „Herr Doktor, ich habe schon so viel Gutes von Ihnen gehört. Sie werden mir doch ganz bestimmt helfen?!" Die Haltung des „Totstellens" verkörpert dagegen die zwar stumme, aber unübersehbare Botschaft: „Wenn Sie jetzt nicht sofort für Abhilfe sorgen, dann muß ich Ihretwegen weiter leiden!"

Wer so in die Praxis kommt, der findet in einer autoritären Bezugsperson die passende Ergänzung. Der Patient läßt sich ohne Murren zur Operation schicken, schluckt die verordneten Medikamente und wartet von Quartal zu Quartal auf weitere kurative Anweisungen (neue Diagnosen, konsiliarische Untersuchungen). Mit negativen Folgen: Die eigenen Fähigkeiten zur Selbstheilung, zur Regeneration und Gesunderhaltung gehen mit der Zeit immer stärker verloren. An dieser Blockade scheitert das gemeinsame therapeutische Bündnis gegen die Krankheit und für die Verbesserung des Wohlbefindens.

5.5 Das psychodramatische Konzept der Arzt-Patienten-Beziehung

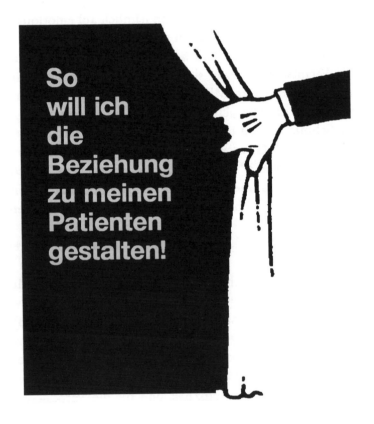

So
will ich
die
Beziehung
zu meinen
Patienten
gestalten!

Das Verhalten des Arztes ist sicher ganz wesentlich von seiner fachlichen Qualifikation und den erlernten Rollenmustern bestimmt. Doch der tägliche Umgang mit den Patienten wird nicht allein von akademischer Ausbildung und kollegialen Vorbildern, von therapeutischer Erfahrung und standesbedingtem Habitus·geprägt. Auch die jeweilige Tagesform, der momentane Erschöpfungsgrad und die eigene Lebenssituation gehen in die Arbeitsleistung ein; sie können den Verlauf und das Ergebnis der Konsultation erheblich beeinflussen.

Aus diesen (und weiteren) Faktoren entsteht die persönliche Einstellung zur Qualität der helfenden Beziehung: Was bin ich bereit, für andere zu tun – und was nicht? Wie stark will ich mich persönlich engagieren? Welche Gegenleistungen erwarte ich für meinen Einsatz? Solche Überlegungen führen allmählich zur Entwicklung einer allgemeinen beruflichen Grundhaltung; sie hinterläßt auch im Verhalten der Mitarbeiterinnen und in der Einrichtung der Praxis ihre Spuren. So spürt jeder Kranke ziemlich schnell, ob man ihn eher „abfertigend", „autoritär" oder „partnerschaftlich" behandeln wird.

Der große Zeit- und Leistungsdruck im Medizinbetrieb und die Frustrationen der eigenen Lebensgeschichte können die Flexibilität des Arztes auf der Beziehungsebene weiter reduzieren. Es entsteht zunehmend ein professionelles „Einstellungs-Korsett", das den persönlichen Arbeits- und Verhaltensstil fixiert. Damit fällt es zwar leichter, die vertraute Routine „nach Schema F" zu erledigen. Aber gelegentlich behindert eine zu starre innere Haltung das Eingehen auf die individuelle Situation der Patienten; und das beeinträchtigt erheblich den Erfolg jeder Therapie, die auf Verhaltensänderungen abzielt.

5.6 Die Botschaft an den Patienten (1): Die Abwehr von Gemeinsamkeit

[1] **Was in Ihrem Fall nötig ist, bestimme ich!**

[2] **Lassen Sie mich in Ruhe meine Arbeit erledigen!**

[3] **Ich kann wirklich nicht dauernd für Sie da sein!**

[4] **Sie müssen mir schon die Entscheidung überlassen!**

[5] **Halten Sie sich genau an meine Anweisungen!**

[6] **Ich sehe für Sie keine andere Möglichkeit!**

Wenn über die Schattenseiten des Gesundheitswesens gesprochen wird, dann sind drei Klagen sehr häufig zu hören: „Ich werde wie eine Nummer und nicht als Persönlichkeit behandelt!" – „Die Mediziner nehmen sich für die Patienten zu wenig Zeit!" – „Man geht zu selbstherrlich mit den Menschen um und interessiert sich kaum dafür, was ihnen wirklich fehlt!" Nun müssen auch beliebte Ärzte ihre Praxis ökonomisch organisieren, den einzelnen „Fall" in wenigen Minuten „erledigen" und dabei „lege artis" handeln. Hierin besteht kein Unterschied zu den arrogant wirkenden Kollegen mit mangelndem Einfühlungsvermögen.

Ein guter Therapeut vermeidet es jedoch, negative innere Einstellungen gegenüber seinen Patienten zu entwickeln, die gelegentlich als Reaktion auf unverschämtes Verhalten oder inakzeptable Forderungen verständlich wären. Wer ablehnend und abwertend über einen anderen Menschen denkt (und das auf Dauer), der braucht diese Ansichten nicht auszusprechen, um sie seiner Umgebung mitzuteilen. Denn die unerfreuliche Botschaft wird auch ohne große Worte in eine entsprechend eindeutige Körpersprache umgesetzt: Die verspannte Haltung, der unfreundliche Blick und die spröde Stimme sprechen für sich.

Der Patient spürt die Abwehr, ohne sich des Zusammenhangs bewußt sein zu müssen, und geht seinerseits auf (Sicherheits-)Abstand. Die therapeutische Beziehung ist damit gestört.

5.7 Die Botschaft an den Patienten (2): Der Anspruch auf die Führung

1 **Ich werde Sie von Not und Krankheit befreien!**

2 **Ich kämpfe an Ihrer Stelle gegen das Übel!**

3 **Was auch geschieht, ich bin für Sie da!**

4 **Nur bei mir finden Sie die Lösung Ihres Problems!**

5 **Wenn Sie sich unterwerfen, dann werden Sie belohnt!**

6 **Wenn Sie mir nicht folgen, dann geht es Ihnen schlecht!**

In vielen Situationen muß der Arzt bestimmen, was genau als nächstes zu geschehen hat; das gilt für lebensrettende Maßnahmen ebenso wie für die richtige Dosierung von Medikamenten. Hier erwartet der Patient, daß der Experte die Führung übernimmt, und gibt sich „vertrauensvoll in dessen Hände" – was vielleicht etwas pathetisch klingt, aber den Kern der Sache trifft. Diese Abhängigkeit ist für den Erfolg vieler Behandlungsprozesse unerläßlich und macht das Besondere der Heilberufe aus: Um die Gesundheit zu schützen, sind im schlimmsten Fall sogar Körperverletzung und Freiheitsberaubung erlaubt.

Problematisch wird es dagegen, wenn der therapeutische Führungsanspruch auf Fragen ausgedehnt wird, die er nicht betrifft. Etwa, um kritische Bemerkungen oder unangenehme Fragen des Patienten zu unterbinden: „Sie wollen mir etwas über Zuckerwerte erzählen? Davon verstehen Sie doch überhaupt nichts!" – „Als medizinischer Laie können Sie überhaupt nicht beurteilen, ob Sie bei uns zu lange auf Ihre Behandlung warten müssen!" Hier kommt eine innere Einstellung zum Tragen, die dem anderen Menschen nicht nur Hilfsbedürftigkeit, sondern auch Minderwertigkeit unterstellt.

Der Patient erlebt (vielleicht nur unbewußt) den Versuch der persönlichen Abwertung und reagiert entweder mit Konfrontation oder Unterwerfung. Die therapeutische Zusammenarbeit ist damit gestört.

5.8 Die Botschaft an den Patienten (3): Das Angebot der Zusammenarbeit

1 **Ich werde Ihnen heute helfen, so gut ich kann!**

2 **Gemeinsam kämpfen wir um Ihre Gesundheit!**

3 **Im Rahmen meiner Möglich- keiten bin ich für Sie da!**

4 **Ich biete Ihnen eine solide Lösung Ihres Problems!**

5 **Wenn wir auf einer Linie sind, geht alles leichter!**

6 **Wenn Sie mitmachen, dann nützt auch meine Hilfe!**

Der tägliche Kampf mit den Wehwehchen, Krankheiten und Behinderungen der Mitmenschen ist zu anstrengend, um ihn mit unnötigen Komplikationen zu verschärfen. Das aber geschieht, wenn der Arzt den Patienten als Persönlichkeit ablehnt oder Unterordnung in allen Fragen und um jeden Preis verlangt. So viel professionelle Egozentrik schadet letztlich dem Ruf und vielleicht sogar dem Betriebsergebnis der Praxis – da zahlreiche Beschwerden nur dadurch erfolgreich zu behandeln sind, daß sich die medizinische Kompetenz mit der Kooperationsbereitschaft des Kranken verbindet.

Wer in seinem ärztlichen Selbstverständnis von partnerschaftlichem Denken geprägt ist, der profitiert davon in mehrfacher Hinsicht. Zum einen fällt der Leistungsdruck weg, jedes Gesundheitsproblem umgehend lösen zu müssen und daher für alle weiteren pathologischen Entwicklungen allein verantwortlich zu sein; das ist eine Hypothek, die häufig noch aus der Universitätszeit und den ersten Klinikjahren stammt. Andererseits besteht kein Zweifel an den eigenen medizinischen Fähigkeiten und der Bereitschaft, sie für das Wohl der Kranken einzusetzen.

Der Patient spürt dieses persönliche Entgegenkommen seines Arztes. Die Zusammenarbeit in der therapeutischen Beziehung wird damit gefördert.

Dritter Teil:

Gesprächsführung und Körpersprache im therapeutischen Prozeß

6   Bedürfnisse als Basis für eine erfolgreiche Motivation

Der Umgang mit Gesundheit und Krankheit wird für die meisten Menschen von ihrem persönlichen Lebenskonzept bestimmt. Die Mißachtung von Risiken, die Angst vor Schmerzen oder dem altersbedingten Verlust der körperlichen Schönheit – solche Probleme bleiben hartnäckig bestehen, wenn (und so lange) sie die Folge von gravierenden Konflikten sind: „Am täglichen Streß erkennt man, daß ich beruflich noch gefragt bin und nicht zum alten Eisen gehöre!"... „Wer in der harten Geschäftswelt überleben will, kann sich keine Wehleidigkeit leisten!"... „Mit grauen Haaren und Fältchen bin ich für die Männer nicht mehr interessant!"

Wo die Suche nach Erfolg, Macht oder Attraktivität das Handeln bestimmt, da hat die Vernunft nur geringe Chancen auf die Durchsetzung von Verhaltensänderungen; bisweilen durchaus zum Kummer der Betreffenden selbst, die den eigenen Schwächen hilflos gegenüberstehen: „Immer wieder versuche ich, meine Zeit besser zu planen und öfter ‚Nein' zu sagen, doch es will mir einfach nicht gelingen." Hier kollidiert der Wunsch nach einem weniger aufreibenden Tagesablauf mit anderen Motivationen; und offensichtlich siegt der dahinter stehende emotionale Druck über jede logische Strategie der Problemlösung.

Man kann durch die medizinische Betreuung die grundlegenden Zielsetzungen und Bestrebungen eines Menschen kaum verändern. Es ist deshalb therapeutisch auch wenig sinnvoll, jemandem etwa die Bedeutung von sozialer Anerkennung ausreden zu wollen, damit er sich in der Tretmühle seines Arbeitsplatzes nicht weiter verschleißt. So mancher sieht in seinem Imponiergehabe auf der Skipiste und beim Après-Ski den Beweis für jugendliche Vitalität und verwahrt sich deshalb gegen kritische Anmerkungen zu diesem Thema. Jeder Angriff auf die „Prinzipien" des Patienten mobilisiert dessen innere Abwehr und verhindert damit den Erfolg der Beratung.

Häufig gelingt eine Veränderung bestimmter Gewohnheiten erst dann, wenn das diesem Verhalten zugrunde liegende Bedürfnis anders befriedigt wird. So könnte der vom Streß geplagte Manager herausfinden, daß sein pausenloses Herumhetzen zwar den Eindruck von Leistungsvermögen vortäuscht, daß aber die regelmäßige Anwendung einer Entspannungstechnik die Arbeitskraft tatsächlich und effektiver sicherstellt. Es geht also darum, in der Therapie alternative Wege zu finden (und anzubieten), um ein unverändert wichtiges persönliches Ziel zu erreichen.

Wenn der Arzt den Patienten motiviert, indem er auf dessen individuellen Bedürfnissen aufbaut, dann kann er mit Aufmerksamkeit und Interesse rechnen. Er gilt nämlich dadurch als ein Gesprächspartner, der seine Mitmenschen versteht und sie dabei unterstützt, ihre persönlichen Wünsche und Ziele zu verwirklichen. Und damit nimmt die Kooperationsbereitschaft in der Therapie erheblich zu, Coping und Compliance entwickeln sich günstig. Denn niemand wird sich freiwillig verändern, wenn er befürchtet, daß dadurch sein Alltag grau und trostlos wird.

6.1 Die grundlegenden Bedürfnisse des Lebens

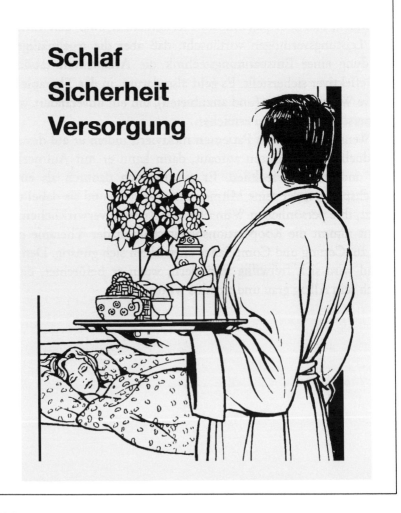

Schlaf
Sicherheit
Versorgung

Die meisten Störungen der Gesundheit gefährden gleichzeitig das psychische Gleichgewicht und das Sicherheitsgefühl des Menschen. Das gilt für anhaltende Zahnschmerzen ebenso wie für hartnäckige Verdauungsstörungen oder unvermitteltes Herzstechen, denn der „objektive" Anlaß ist dabei eher zweitrangig. Je länger und stärker sich die Beschwerden bemerkbar machen, um so mehr fürchtet der einzelne um sein zukünftiges Wohlergehen. Das Selbstvertrauen nimmt ab, weshalb manche ansonsten stabil wirkenden Patienten in der Sprechstunde eine übersteigerte Sensibilität und Ängstlichkeit an den Tag legen.

In einer solchen von Krankheitsängsten dominierten Situation, die als subjektive Notlage und bedrohlicher Ausnahmezustand empfunden wird, bestimmen die grundlegenden Bedürfnisse des Lebens das individuelle Verhalten. Man möchte in der Nacht nicht länger unter den Schmerzen, Alpträumen und Sorgen leiden, sondern so tief und friedlich schlafen „wie in Abrahams Schoß". Es wird darum Ausschau nach jemandem gehalten, der die eigenen Schwächen ausgleichen kann und die drängenden Probleme löst; also Sicherheit gegen (tödliche?) Gefahren bietet und die Versorgung mit allen (über-)lebenswichtigen Dingen sicherstellt.

Das erklärt den besonderen sozialen Stellenwert des ärztlichen Berufs, aber auch die hohen Erwartungen an den Erfolg jeder Behandlung. Wenn das therapeutische Gespräch auf diese Dimension der Hilfsbedürftigkeit eingeht, dann bekommt die Beziehung zu den Patienten eine besonders wirkungsvolle und motivierende Grundlage.

6.2 Die wichtigen Bedürfnisse des Alltags: „GOLD GAMS"

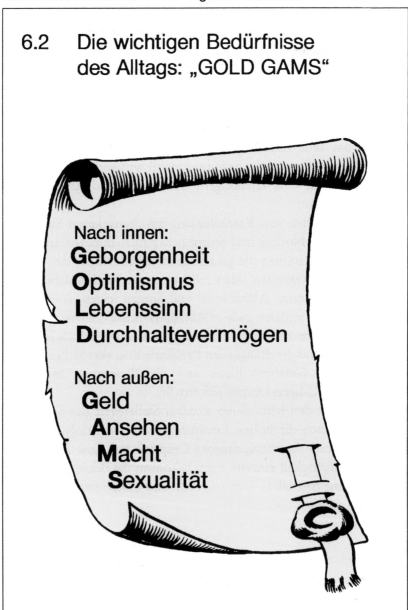

Nach innen:
Geborgenheit
Optimismus
Lebenssinn
Durchhaltevermögen

Nach außen:
Geld
Ansehen
Macht
Sexualität

Jemand erwärmt sich um so eher für eine Veränderung seiner Lebensführung, je mehr dadurch die Erfüllung persönlicher Wünsche zu erwarten ist. Therapeutische Ratschläge argumentieren meistens aus dem gesundheitlichen Blickwinkel und reizen deshalb kaum zur aktiven Mitwirkung: „Sie fühlen sich doch sicher wohl, wenn wir Ihren Hochdruck im Griff haben?!" Viel günstiger ist es, die dominanten Bedürfnisse des Patienten anzusprechen, um ihn im positiven Sinne aus der Reserve zu locken. Hier gibt es zahlreiche Ansatzmöglichkeiten, die passend zum jeweiligen Gesprächspartner ausgewählt werden müssen.

Es existiert eine Reihe von Erwartungen und Hoffnungen, die ein harmonisches Innenleben betreffen. Angesichts von menschlichen Enttäuschungen, Einsamkeit und sozialer Kälte wächst vielleicht die Sehnsucht nach mehr Geborgenheit. In schwierigen Lebenslagen entsteht häufig der Wunsch, optimistisch zu sein und nicht alles „grau in grau" zu sehen. Berufliche Krisen, der Verlust des Partners oder eine schwere Erkrankung sind nur dadurch zu meistern, daß die Betroffenen wieder einen Sinn im weiteren Leben sieht. Das Durchhaltevermögen entscheidet letztlich darüber, ob die persönlichen Ziele erreichbar bleiben oder nicht.

Einige Bedürfnisse sind dagegen eher „außenpolitisch", weil mit der Umgebung verbunden. Viele Zeitgenossen streben nach Reichtum und unternehmen alles Mögliche, um ihr Vermögen zu vergrößern. Andere wollen bei den Mitmenschen hoch angesehen sein; sie engagieren sich in Vereinen und sind für soziale Modetrends (in Gesundheit, Sport, Kunst...) zu haben. Auch der Wunsch nach Macht kann das eigene Verhalten prägen – der Betreffende ist zu (fast) allem bereit, wenn es seiner Jagd nach Ämtern und Posten nützt. Und für die sexuelle Befriedigung werden manche freiwillige Opfer gebracht und hohe Preise gezahlt.

6.3 Die „Krankheits-Gewinne" für den Patienten

primär:
Vermeidung
von Konflikten

sekundär:
Gewinn an
Zuwendung

tertiär:
Belohnung für
erwünschtes
Verhalten

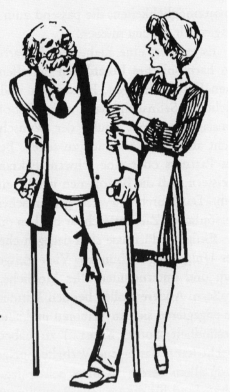

Verdrängte Konflikte und gestörte Beziehungen können im Verlauf einer Lebensgeschichte zu starken Gefühlen von Trauer, Einsamkeit oder ohnmächtiger Wut führen. In den psychosomatischen Erkrankungen mit ihren körperlich empfundenen Symptomen findet dann die leidende Seele ihr „organisches Sprachrohr". Die geklagten Beschwerden werden durch das Verhalten der Mitmenschen häufig verstärkt, bisweilen sogar von ihnen honoriert. Es kommt zu echten „Krankheitsgewinnen", nicht zuletzt durch die Maschinerie unseres Gesundheitssystems, das auf Hilfsbedürftigkeit mit professionalisierter Versorgung reagiert.

Beim „primären Krankheitsgewinn" liefert der Körper den spürbaren Grund, um Problemen aus dem Weg zu gehen oder Entscheidungen zu verschieben. Etwa durch die Kopfschmerzen, die scheinbar zur Absage von Prüfungsterminen zwingen: „Wenn ich nicht immer diese starke Migräne bekommen würde, wäre ich längst mit meinem Studium fertig." Beim „sekundären Krankheitsgewinn" sorgen die jeweiligen Beschwerden für verstärkte menschliche Zuwendung: „Seit mir in der Schule so übel wird, ist mein Vater wie umgewandelt. Früher hat er mich angebrüllt und geschlagen, heute macht er sich Sorgen um mich."

Vom „tertiären Krankheitsgewinn" spricht man, wenn es sich lohnt, schwächer zu sein als andere Personen, von denen man sich abhängig fühlt. So erging es der Partnerin eines im Arbeitsleben eher erfolglosen Fliesenlegers. Ihre ständigen Rückenschmerzen vermittelten ihm ein Gefühl von Stärke – wenigstens zu Hause. Daß sie ihre Beschwerden ausgerechnet beim Bücken empfand, kam nicht von ungefähr. Schließlich war das gerade der Bewegungsablauf, der im Beruf des Partners von großer Bedeutung war; ihre Schwäche half ihm, sich überlegen zu fühlen.

6.4 Die Bedürfnisse im ärztlichen Beruf

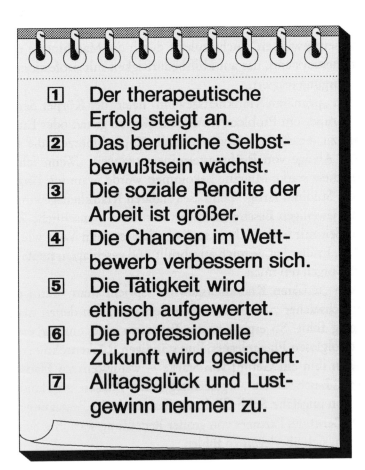

1. Der therapeutische Erfolg steigt an.
2. Das berufliche Selbstbewußtsein wächst.
3. Die soziale Rendite der Arbeit ist größer.
4. Die Chancen im Wettbewerb verbessern sich.
5. Die Tätigkeit wird ethisch aufgewertet.
6. Die professionelle Zukunft wird gesichert.
7. Alltagsglück und Lustgewinn nehmen zu.

Die Bereitschaft des Arztes zum Engagement für die Mitmenschen hängt davon ab, wie zufrieden er mit seiner Tätigkeit ist. Wer täglich unter der eingefahrenen Routine und den Schattenseiten der medizinischen Praxis leidet, der ist kaum an zusätzlichen therapeutischen Aufgaben interessiert. Die Ursachen der Frustration können äußerst vielfältig sein: Da ist etwa der ständige Ärger über die mangelnde Kooperation, über die Unvernunft und die Anspruchshaltung mancher Patienten; der zunehmende Konkurrenzdruck wird ebenso zur notorisch unerfreulichen Belastung wie der Kampf mit der Gesundheitsbürokratie.

Es kommt deshalb darauf an, die persönlichen Bedürfnisse am Arbeitsplatz nicht zu vernachlässigen, sondern sie zu bejahen und zu pflegen. Nur dann wird der Arzt die Kraft aufbringen können, um den ethischen, fachlichen und ökonomischen Anforderungen des ärztlichen Alltags gewachsen zu bleiben. Die nebenstehende Liste führt einige Aspekte auf, die von Praktikern als Bedingung dafür genannt wurden, sich im Beruf wohlzufühlen. Wenn auch vielleicht nicht alle Themen für jeden gleich bedeutsam sind, so liegt doch in der Vielfalt der positiven Erfahrungen das eigentliche Geheimnis der Zufriedenheit.

Entstehen hier Defizite, dann beeinträchtigt das die fachliche Leistungsfähigkeit, die Lebensfreude und nicht zuletzt das Betriebsergebnis. Die Zielplanung des Arztes sollte darum den eigenen Bedürfnissen mindestens die gleiche Aufmerksamkeit widmen wie der Behandlung (und Führung) der Patienten oder den Abrechnungsmodalitäten.

6.5 Der zeitliche Spielraum für konkretes Handeln

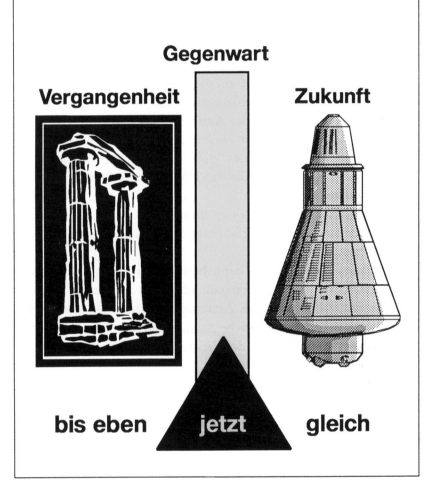

Gegenwart

Vergangenheit

Zukunft

bis eben jetzt **gleich**

Jeder weiß, daß eine beständige Änderung der Lebensführung von heute auf morgen nicht möglich ist. Niemand kann in 24 Stunden ein „sportlicher Typ" werden, die Ernährungsgewohnheiten grundlegend umstellen oder seine Zeit besser organisieren – auch wenn viele Menschen von solchen Erfolgen träumen. Die Hoffnung auf abrupte Verbesserungen beruht häufig auf dem Wunsch, die „Schatten der Vergangenheit" abzuschütteln und noch einmal „ganz von vorne" anzufangen. Doch die Fehler, Belastungen und Ungerechtigkeiten des Lebens sind nachträglich nicht ungeschehen zu machen.

Es ist zwar manchmal nötig, die biographischen Wurzeln eines Fehlverhaltens aufzudecken und dadurch die Vorgeschichte dieser Störung aufzuarbeiten. Doch im Gegensatz dazu fördert das Hadern mit dem bisherigen Schicksal die Lebensqualität ebensowenig wie die Angst vor zukünftigen Gesundheitsschäden. Denn was morgen tatsächlich geschieht, das kann niemand im voraus wissen – durch negative Phantasien läßt sich jedoch das Wohlergehen präventiv gefährden. „Morgen sind meine Kopfschmerzen bestimmt wieder da", denkt der Betreffende und beeinträchtigt damit nachhaltig sein Befinden.

Die Gegenwart ist der einzige Spielraum für das praktische und konkrete Handeln. So lange nur an Veränderungen gedacht, den verlorenen Chancen nachgetrauert und kommendes Unheil befürchtet wird, bleiben die vertrauten Gewohnheiten erhalten. Die Kernfrage, die über jeden persönlichen Fortschritt entscheidet, lautet deshalb: „Was werde ich hier und heute tun, um meinen Zielen ein Stück näherzukommen?"

7 Die Vorbereitung des therapeutischen Gesprächs

Im Normalfall steht nur wenig Zeit zu Verfügung, um den einzelnen Patienten angemessen zu versorgen und so zu betreuen, daß er mit der Behandlung zufrieden ist. Leider hat der Mediziner nur gelernt und trainiert, seine diagnostischen Raster so schnell wie möglich anzuwenden und therapeutische Entscheidungen zügig zu fällen. Eine qualifizierte Ausbildung in effektiver Gesprächsführung ist dagegen im Regelfall unterblieben, was die Dienstleistung des Arztes gelegentlich ziemlich unausgewogen erscheinen läßt: Der kurativen Kompetenz steht manchmal ein bedauerlicher Dilettantismus in Fragen der Kommunikation gegenüber.

Dieses Defizit kann sich unter Umständen sehr negativ auf das Ergebnis einer Konsultation auswirken, vor allem bei Personen mit chronischen und psychosomatischen Beschwerden oder bei Kindern und älteren Menschen. Hier kommt es darauf an, möglichst schnell die „passende Wellenlänge" mit dem Gesprächspartner zu finden, das „nötige Fingerspitzengefühl" zu entwickeln und die „richtigen Worte" zu wählen. Sonst reagieren die Betreffenden mit Zurückhaltung, mit mangelnder Kooperationsbereitschaft oder sogar mit offener Abwehr gegen die ärztlichen Maßnahmen.

Aber wie baut man eine tragfähige „zwischenmenschliche Brücke" zum jeweiligen Patienten auf, und das bei einer Kontaktdauer von durchschnittlich etwa drei Minuten? Das kann nicht erst im Augenblick der Begegnung im Sprechzimmer geschehen. Denn sofort beanspruchen Diagnostik und Therapie die Aufmerksamkeit, weshalb die Einstellung auf die Person des Kranken erfolgen sollte, bevor das fachliche Arbeitspensum das Handeln dominiert. Nur so beginnt dann ein Gespräch mit „Herrn Berthold Müller", der sonst

lediglich als „53jähriger Apoplektikter" wahrgenommen würde.
Mit den bekannten negativen Folgen: Der einzelne fühlt sich
„wie am Fließband abgefertigt", beklagt „mangelndes Einfühlungsvermögen" und eine „unpersönliche Behandlung". Je weniger Zeit
zu Verfügung steht, um zu einem gemeinsamen Ergebnis zu kommen, desto wichtiger ist deshalb die mentale Einstimmung auf den
nächsten Gesprächspartner. Diese Erfahrung wird überall dort gemacht, wo ein „gutes zwischenmenschliches Klima" zur Grundlage
des beruflichen Erfolgs gehört – im diplomatischen Dienst, bei ge-
schäftlichen Verhandlungen und natürlich am Krankenbett.

Die Mißachtung solcher Zusammenhänge steht in keinem direkten Widerspruch zur lehrbuchmäßigen, kurativen Bekämpfung
einer Symptomatik. Sie kann aber sehr wohl zu einer iatrogenen
Verzögerung des Heilungsprozesses, sogar zur Verstärkung der Beschwerden führen. Und das alles vielleicht nicht aus böser Absicht,
sondern wegen eines winzigen Versäumnisses; weil der Arzt nämlich
vergessen hat, sich einen kurzen Moment auf den nächsten Patienten zu konzentrieren, bevor(!) er das Sprechzimmer betritt...

7.1 Die innere Einstellung auf den nächsten Patienten

1 **Ich bin offen für die Person und die Probleme meines Gesprächspartners.**

2 **Ich nehme seine Lebenssituation ernst.**

3 **Ich zeige ihm, daß mir seine Zukunft wichtig ist.**

4 **Ich berate ihn, weil ich die richtige Adresse für ihn bin.**

5 **Ich empfehle ihm die Wege, die ich vertreten kann.**

6 **Aber ich degradiere ihn nicht zum unmündigen Statisten.**

„Professionalität" ist unter anderem eine Frage der Selbstkontrolle, die gewährleistet, daß ein bestimmter Qualitätsstandard nicht unterschritten wird. Da die medizinische Dienstleistung im zwischenmenschlichen Bereich angesiedelt ist, bezieht sich diese Frage nicht allein auf kurative Themen, sondern ebenso auf den Umgang mit dem Patienten. Die Betreuung ist unqualifiziert, sobald sie zu sehr von den Stimmungen, spontanen Launen oder willkürlichen Gunstbeweisen des Therapeuten abhängt. Selbst an „blauen Montagen" und bei „persönlicher Antipathie" hat jeder Kranke das Recht auf ein Mindestmaß an Zuwendung.

Das bedeutet keineswegs, daß der Arzt seine eigene Person „unter Wert verkaufen" sollte. Ganz im Gegenteil: Ein angemessenes fachliches Selbstbewußtsein fördert die Bereitschaft, den jeweiligen Gesprächspartner ernstzunehmen und auf dessen Bedürfnisse einzugehen. Auch die Tatsache, daß irgendwo auf der Welt für jedes medizinische Problem eine größere wissenschaftliche Kapazität als die eigene Person zu finden wäre, ist kein Grund für berufliche Minderwertigkeitskomplexe. Was wirklich zählt und tatsächlich hilft, das ist nicht der im Augenblick unerreichbare Super-Endokrinologe in Boston, sondern die solide Versorgung vor Ort.

Die innere Einstellung auf den nächsten Patienten kann dabei helfen, sich auf die kooperative Zielsetzung jeder Hilfeleistung (und deren Grenzen!) zu besinnen. Denn wenn die therapeutische Beziehung zum verdeckten Kampf um Macht und Ohnmacht denaturiert, ist die konstruktive Basis für eine Zusammenarbeit zerstört. Solche Überlegungen sind daher um so wichtiger, je bedeutungsvoller und problematischer das bevorstehende Gespräch eingeschätzt wird.

7.2 Die Sorgen des Patienten wegen seiner Behandlung

1. **Wie gefährdet bin ich durch Krankheit, Behinderung und Tod?**
2. **Was passiert mit mir und meinem Körper, wenn ich krank bin?**
3. **Wie verkrafte ich die Nebenwirkungen und die Folgen der Behandlung?**
4. **Muß ich ab sofort auf liebe Gewohnheiten verzichten?**
5. **Wieviel Schmerzen kommen in der nächsten Zeit auf mich zu?**
6. **Wie lange dauert es, bis ich wieder völlig gesund bin?**
7. **Was mache ich nur, wenn der Doktor mir das Schlimmste eröffnet?**

Wer unter gesundheitlichen Beschwerden leidet, der hat für gewöhnlich keine ausgeglichene psychische Verfassung. Der Betroffene
macht sich (zumindest leichte) Sorgen wegen seines Zustands und
der daraus entstehenden Folgen – ohne genau zu wissen, ob er damit der Problematik gerecht wird oder mit seinen Befürchtungen
übertreibt. Selbst ein Patient, der rein äußerlich gelassen wirkt und
„den starken Mann markiert", kann durchaus unter starkem inneren
Druck stehen; eine Erfahrung, die man spätestens bei der Aufklärung über mögliche Operationsrisiken oder ein bestehendes
Krebsleiden machen kann.

Für den Arzt sieht die Lage häufig ganz anders aus. Er wird
wahrscheinlich schnell erkennen, wie bedrohlich die Herzschmer-
zen (Schlafstörungen, Hautreizungen...) tatsächlich sind. Außerdem
gehört die Beschäftigung mit solchen Krisen zu seinem „Alltagsge-
schäft" und betrifft weder ihn selbst noch eine ihm nahestehende
Person – weshalb er zwar nicht mit Desinteresse, wohl aber mit einer anderen Sicherheit an die Probleme herangeht als der Betroffene. Das kann von Anfang an zu einer unsensiblen Versachlichung
der Beziehung führen, die den kranken Menschen mit seinen Äng-
sten alleine läßt oder sogar abwertet.

Es wäre sicher falsch, statt dessen der Fixierung auf alle erdenkli-
chen Symptome oder der übertriebenen Wehleidigkeit Vorschub zu
leisten. Doch eine qualifizierte Therapie verlangt, sich auf die Sorgen des Patienten wegen seiner Beschwerden und deren Behandlung
einzustellen. Solche Überlegungen sind um so wichtiger, je bedeutungsvoller und problematischer das bevorstehende Gespräch eingeschätzt wird.

7.3 Die unterschiedliche Ausgangslage für Arzt und Patient

	Arzt	Patient	Überein-stimmung
Ziel	?	?	??
Weg	?	?	??
Bewertung	?	?	??
Zeit	?	?	??
Aufwand	?	?	??
Wissen	?	?	??

In der Sprechstunde geht es um wesentlich mehr Fragestellungen, als lediglich um die Abklärung und Bekämpfung von geklagten Symptomen. Die Zahl der möglichen Mißverständnisse und Differenzen ist deshalb entsprechend groß. Der Arzt will vielleicht etwas gegen das schädliche Übergewicht unternehmen – der Patient spekuliert dagegen auf Mitleid und Zuwendung, ohne seinen gesundheitlichen Zustand eigentlich ändern zu wollen. Und selbst dann, wenn beide Seiten tatsächlich ein gleiches Ergebnis anstreben, können sie durchaus noch abweichende Vorstellungen über den Weg zum Ziel haben.

Wo der Mediziner an die Umstellung von Ernährungsgewohnheiten und mehr Bewegung denkt, da erwartet der Betreffende lediglich die Verordnung eines Lipidsenkers. Das ist manchmal darauf zurückzuführen, daß die Beteiligten das klinische Problem verschieden bewerten; wo der diagnostische Blick bereits ein ernstes Infarktrisiko erkennt, da weist der „gesunde Menschenverstand" jede Dramatisierung zurück. Dementsprechend hoch (oder niedrig) werden der zeitliche Rahmen (sechs Monate oder drei Wochen) und der nötige Aufwand (Training oder Tabletten) für die Behandlung eingeschätzt.

Nicht zuletzt gehen Arzt und Patient von einer ganz anderen Wissensgrundlage aus, was die pathophysiologischen Zusammenhänge und die kurativen Maßnahmen betrifft. Es besteht also im Normalfall(!) eine äußerst unterschiedliche Ausgangslage für die Zusammenarbeit, worauf sich der Therapeut innerlich vorbereiten sollte. Solche Überlegungen sind um so wichtiger, je bedeutungsvoller und problematischer das bevorstehende Gespräch eingeschätzt wird.

7.4 Die 5-Stufen-Strategie der Gesprächsführung

[1] **Patientengerechter Umgang mit Nähe und Abstand**

[2] **Mentale Programmierung auf die laufende Beziehung**

[3] **Spiegeln der Körpersprache des Patienten**

[4] **Strategische Abwicklung der Gesprächsführung**

[5] **Festlegung des Patienten auf seine Aktivitäten**

= **Professionelle Patientenführung**

Der Dialog mit dem Patienten gehorcht seinen eigenen Gesetzen. Das beginnt bereits bei der Eröffnung des Gesprächs; hier empfiehlt es sich, einen guten emotionalen Kontakt zu schaffen und eventuell vorhandene Aggressionen abzubauen, was durch die Dosierung von Nähe und Abstand geschieht (Stufe 1). Mit der mentalen Programmierung auf die laufende Beziehung sorgt der Arzt für zwei bedeutsame Weichenstellungen: Einerseits entwickelt er eine konstruktive Grundhaltung und verhindert andererseits die Aktivierung von Abwehrmechanismen (Stufe 2).

Die zwischenmenschliche Qualität des therapeutischen Kontakts wird im wesentlichen auf der nonverbalen Ebene entschieden. Das Spiegeln der Körpersprache des Patienten bewirkt dabei die kontinuierliche Pflege der größtmöglichen Gemeinsamkeit (Stufe 3). Gleichzeitig sichert die richtige Gesprächsführung eine angemessene Berücksichtigung von objektivem Befund und subjektiver Befindlichkeit (Stufe 4). Schließlich gilt es, den Gesprächspartner auf seinen aktiven Anteil an der Behandlung festzulegen und damit ein optimales Beratungsergebnis zu erreichen (Stufe 5).

Diese Gesamtstrategie zeigt einen praktikablen Weg zur professionellen Patientenführung. Wer die dazu notwendigen Fähigkeiten erwerben (oder verbessern) möchte, der findet nützliche Hinweise im 8. bis 11. Kapitel.

7.5 Die Gesprächs-Vorbereitung (1): Ziele und günstige Aufhänger

[1] **Mein Ziel?**
[2] **Mein Rückzugs-Ziel?**

[3] **Günstige Gesprächsthemen (Trojanische Pferde)?**

[4] **Die dominanten Bedürfnisse des anderen?**

Es gibt Besprechungen mit Patienten, die den Rahmen der üblichen Routine sprengen und im Drei-Minuten-Takt des Praxisbetriebs nur schwer abzuwickeln sind. Dazu gehören alle Gespräche mit vertraulichem Charakter, etwa über den Suizidversuch der Tochter, über Zukunftssorgen wegen einer Behinderung oder über die Ängste in bezug auf die Sexualität nach dem Herzinfarkt. Zu einer zweiten Kategorie von schwierigen Unterredungen zählt die Beschäftigung mit „Problemfällen": dem therapieresistenten Alkoholiker, dem Rheumatiker (mit Rentenbegehren), dem Asthmakranken (mit starker Logorrhöe)...

Hier ist eine strukturierte Vorbereitung auf die Aussprache zu empfehlen – und zwar um so mehr, je bedeutungsvoller und problematischer das bevorstehende Gespräch eingeschätzt wird. Als erstes ist dabei festzulegen, welches Ziel erreicht werden soll (Punkt 1): Ich will Herrn Becker heute dazu veranlassen, eine Entziehungskur zu machen. Da selten alles zu verwirklichen ist, was man sich vornimmt, ist außerdem ein Rückzugs-Ziel einzuplanen (Punkt 2): Wenn der Patient den stationären Entzug völlig ablehnt, dann werde ich ihn zumindest damit konfrontieren, daß ich wahrscheinlich seine weitere Behandlung ablehne.

Ein erfahrener Hausarzt weiß, daß es gerade bei schwierigen Themen unklug ist, „direkt mit der Tür ins Haus zu fallen". Das Gespräch verläuft günstiger, wenn zum Einstieg der Umweg über ein Thema gewählt wird, das dem Betreffenden wichtig ist (Punkt 3): „Herr Becker, ich kann mir den Streß gut vorstellen, den Sie durch die Krankheit Ihrer Frau erleben." Die weitere therapeutische Argumentation gewinnt an Eingängigkeit durch den Bezug auf die Bedürfnisse des Patienten (Punkt 4): „Es ist mir ganz klar, daß Sie Hilfe brauchen, um die starken Belastungen besser zu verkraften."

7.6 Die Gesprächs-Vorbereitung (2): Situationsspezifische Fragen

① **Mein Ziel?**
② **Mein Rückzugs-Ziel?**

③ **Günstige Gesprächsthemen (Trojanische Pferde)?**

④ **Die dominanten Bedürfnisse des anderen?**

⑤ **Wichtige Einwände gegen mich und mein Auftreten?**

⑥ **Was soll in welcher Zeit erreicht werden?**

⑦ **Wann ist wofür die beste Gelegenheit?**

Jeder Mensch legt gelegentlich Verhaltensweisen an den Tag, die negativ auf einen Gesprächspartner wirken. Der Arzt sollte sich bewußt machen, welche Einwände es gegen seine Art des Auftretens gibt, um im entscheidenden Augenblick mehr Selbstkontrolle zeigen zu können (Punkt 5): Bin ich bei der Information über Gesundheitsthemen zu ungeduldig, argumentiere ich zu „akademisch" oder zu dogmatisch? Nimmt meine eigene Lebensführung (Alkohol- und Zigarettenkonsum, Typ-A-Verhalten) den medizinischen Argumenten die Glaubwürdigkeit?

Viele Gespräche verlaufen ungünstig, weil sie mit zu hohem Erfolgsdruck belastet sind. Eine gute Vorplanung berücksichtigt daher die Frage, was überhaupt in welcher Zeit erreicht werden soll (Punkt 6): Erwarte ich bereits heute von Herrn Becker ein definitives „Ja" zum stationären Entzug? Oder schlage ich ihm diese Maßnahme vor, bitte ihn aber erst bis zum nächsten Mal um seine persönliche Entscheidung? Erlebt der Patient schon jetzt einen so starken Leidensdruck, daß er für praktische therapeutische Konsequenzen reif ist − oder muß ich damit (leider) noch einige Wochen warten?

Manche Vorhaben scheitern schließlich daran, daß das eigentlich Richtige zum falschen Zeitpunkt versucht wird. Es empfiehlt sich daher, frühzeitig zu überdenken, wann wofür die beste Gelegenheit ist (Punkt 7): Ist es überhaupt noch sinnvoll, am Ende eines anstrengenden Praxistages mit einem so schwierigen Patienten wie Herrn Becker zu diskutieren? Sollte ich nicht dafür sorgen, daß er demnächst zu einer günstigeren Uhrzeit mit seinen Problemen auf mich zukommt?

7.7 Checkliste: Was sollte ich mir vor jedem Gespräch klarmachen?

> **1 Wie heißt der Patient?
> Wie ist die beste Anrede?**

> **2 Wieviel Zeit habe ich
> mindestens zu Verfügung?**

> **3 Wann war der Patient
> zuletzt bei mir?**

> **4 Was war der Anlaß des
> letzten Besuchs?**

> **5 Was wurde diagnostisch/
> therapeutisch gemacht?**

> **6 Womit kann ich den persön-
> lichen Kontakt aufbauen?**

Im neuen Quartal sieht der Arzt manches vertraute Gesicht in seiner Praxis wieder. Er versucht dann vielleicht, aus dem Gedächtnis die persönliche Beziehung wie folgt aufzubauen: „Guten Tag, Herr Müller! Sind seit damals die Nackenschmerzen eigentlich wieder aufgetreten? Und wie macht sich denn Ihre Beate in der Realschule?" Diese Bemerkungen sind gewiß freundlich gemeint und sichtlich um Vertrauensbildung bemüht – nur schade, daß der Patient Mahler heißt, seinerzeit wegen einer Bronchitis zur Behandlung kam, sein einzige Kind ein Sohn ist und das Gymnasium besucht...

Derartige Pannen rufen ein negatives Echo hervor und werden häufig als Zeichen von Desinteresse bewertet. Deshalb hinterläßt auch die falsche Anrede bei vielen Menschen einen wesentlich schlechteren Eindruck als die neutrale Ansprache ohne jede Namensnennung! Solche atmosphärischen Verstimmungen sind in den wenigen Minuten einer Konsultation nicht immer auszuräumen und belasten dann erheblich die therapeutische Zusammenarbeit. Die nebenstehende Checkliste faßt einige grundsätzliche Informationen zusammen, die im Umgang mit dem Patienten präsent sein sollten, um unnötige Irritationen zu vermeiden.

7.8 Checkliste: Meine Schwachstellen als Gesprächspartner

[1] **Wie reagiere ich, wenn ich wütend werde?**

[2] **Was mache ich, um mit aufkommendem Ärger fertigzuwerden?**

[3] **Wie reagiere ich, wenn ich mit Problemen konfrontiert werde, für die ich keine Lösung habe?**

[4] **Wie reagiere ich auf Kritik?**

[5] **Wie komme ich damit klar, wenn der Patient mehr weiß als ich?**

[6] **Wie reagiere ich, wenn der Patient an meiner Stelle die Situation beherrscht?**

[7] **Habe ich Geduld mit den Schwierigkeiten meiner Mitmenschen?**

[8] **Behalte ich meine Ziele und Aufgaben jederzeit im Auge?**

Wer gesunde Selbstkritik betreibt, der will damit nicht an erster Stelle seine Leistungen schmälern oder die eigene Persönlichkeit abqualifizieren. Es geht ihm vor allem um die sachliche Diagnostik von zwischenmenschlichen Fehlleistungen – in dem Bewußtsein, daß derartige Mißgeschicke zwar unvermeidlich und unerfreulich, aber eben „menschlich" sind und in Zukunft vermeidbar sein können: Was muß ich tun, damit mir bei dem anspruchlichen Gehabe von Frau Jämmerling nicht so schnell der Kragen platzt? Wie behalte ich die Ruhe, wenn Herr Daxhammer wieder einmal den medizinischen Sachverständigen spielt?

Die Checkliste „Meine Schwachstellen als Gesprächspartner" listet viele wichtige Fragen auf, die den Umgang mit eigenem Fehlverhalten während der Sprechstunde betreffen. Tragfähige Veränderungen auf diesem Gebiet sind von jetzt auf gleich nicht möglich, sondern beanspruchen längere Entwicklungszeiten. Daher sollte die systematische Selbstbeobachtung zur regelmäßigen Anwendung von Selbstsicherheits-Techniken führen. Das Spektrum der Möglichkeiten ist ebenso weit gefaßt wie vielfach bewährt; es reicht von Kommunikations-Strategien über rhetorische Kunstgriffe bis den Methoden der Kurzzeit-Entspannung.

8 Die Eröffnung der Arzt-Patienten-Beziehung

Viele Menschen richten ihr Verhalten nach dem ersten Eindruck, den sie von jemandem gewinnen, sobald sie mit ihm zusammentreffen. Dies gilt besonders, wenn es ihnen schlecht geht und sie auf fremde Hilfe hoffen. In nur wenigen Sekunden befindet der einzelne darüber, wieviel Vertrauen (oder Reserviertheit) er seinem Arzt entgegenbringen will: Ich glaube, daß man mich gut versorgen wird! – Ich fürchte, daß ich hier in den falschen Händen bin! Die einmal getroffene subjektive Entscheidung bleibt für den Betreffenden in den kommenden Minuten ausschlaggebend, er zieht sie vorerst kaum in Zweifel.

Gerade bei einer kritischen Haltung dominiert das Gefühl, daß es triftige Gründe für die persönlichen Vorbehalte geben muß: Wenn ich vom Doktor schon so kühl begrüßt werde, wie soll ich da mit seinem Verständnis für meine Probleme rechnen? Eine Überprüfung, wie berechtigt und angemessen das negative Urteil ist, findet nur allmählich statt. Sie dauert vielleicht länger als die gesamte Konsultation und belastet darum das weitere Gespräch. Selbst Psychotherapeuten, die für ihre Klienten beinahe eine Stunde Zeit zu Verfügung haben, können deren anfängliche Abwehr nicht immer befriedigend entschärfen.

Die ersten Störungen der Verständigung in der Sprechstunde sind also bereits bei der Eröffnung zu vermeiden. Es ist dabei weniger wichtig, daß der Arzt nach den richtigen Begrüßungsworten sucht oder mit „munteren Sprüchen" aufwartet. Der Schlüssel zu einem guten Einstieg in die therapeutische Beziehung liegt vielmehr auf der nonverbalen Ebene: Wie kann ich dafür sorgen, daß sich der Patient bei mir möglichst gut aufgehoben fühlt? Die Stufe 1 der Gesprächsführungs-Strategie soll durch eine ausgewogene Mischung von Zuwendung und Abstand ein positives soziales Klima für den Gesprächspartner schaffen.

In diesem Augenblick steht der Kranke (und nicht die eigene Person) für den Arzt im Mittelpunkt seiner Aufmerksamkeit. Doch natürlich kann jeder Therapeut nur so kooperativ sein, wie es seine innere Einstellung zuläßt. Auch darum kann es sehr schnell zu unliebsamen und unerwünschten Schwierigkeiten kommen. Stufe 2 der Gesprächsführungs-Strategie dient deshalb dazu, sich selbst durch eine konstruktive Haltung für die Zusammenarbeit mit dem Patienten zu motivieren; das zeigt gleichzeitig dem anderen, daß er zumindest in seiner Hilfsbedürftigkeit nicht abgelehnt wird.

Gerade weil für den einzelnen therapeutischen Kontakt nur wenige Minuten zu Verfügung stehen, ist die Vermeidung von zwischenmenschlichen Reibungsverlusten sehr wichtig. So sehr die Zeit auch drängt − am Anfang jedes Gesprächs sollte nicht der rasche Einstieg in die kurative Praxis, sondern die gute Einstimmung der Beziehung im Vordergrund stehen. Nur dann entsteht jene gemeinsame „Wellenlänge", die besonders im Umgang mit chronisch und psychosomatisch Kranken, vor allem aber in der Führung von „Problempatienten" unerläßlich ist.

8.1 Stufe 1: Der patientengerechte Umgang mit Nähe und Abstand

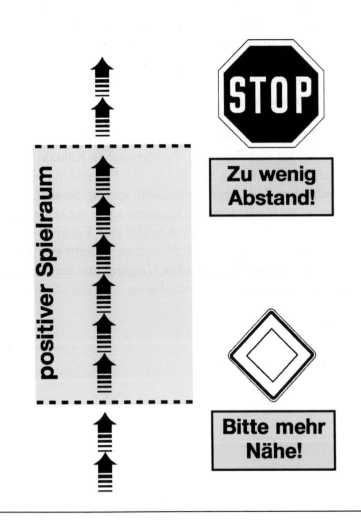

Jeder Patient hat außer dem Gesundwerden noch zwei weitere Ziele, wenn er in die Sprechstunde kommt. Er möchte einerseits als Individuum mit seinen großen und kleinen Sorgen ernstgenommen und andererseits menschlich gut betreut werden. In den meisten Fällen ist eines der beiden Bedürfnisse besonders ausgeprägt. Die Körpersprache signalisiert, ob es dem Betreffenden vor allem um therapeutische „Streicheleinheiten" oder eher um Achtung vor seiner Persönlichkeit geht. Die lockere und weiche Haltung bittet um emotionale Nähe, während ein angespanntes und formelles Auftreten den Wunsch nach respektvoller Distanz ausdrückt.

Wenn der Arzt diese Botschaften nicht erkennt oder sogar ignoriert, dann reagiert der Patient umgehend mit einer Intensivierung des nonverbalen Verhaltensmusters. Er versucht auf diese Weise, zwischenmenschlichen Druck auszuüben, um das subjektiv empfundene Defizit in der therapeutischen Beziehung schnellstmöglich auszugleichen: Wer den Mediziner als zu nüchtern und abweisend erlebt, der verkörpert ab sofort die Klage über den Mangel an Zuwendung („Bitte mehr Nähe!"). Als Folge davon kommt es beispielsweise zu demonstrativer Wehleidigkeit, zum Ausagieren von Hilflosigkeit oder zur Logorrhöe.

Im umgekehrten Fall stört den Patienten die vermeintliche Distanzlosigkeit, mit der über ihn verfügt wird, und er reklamiert deshalb: „Zu wenig Abstand!" Das führt zu verstärkt aggressivem Gehabe, etwa bei der Forderung nach zusätzlichen Untersuchungen oder während der Diskussion über die Qualität der Behandlung. Es ist also zu empfehlen, jenen positiven Spielraum auszuloten, der für den Betreffenden die richtige Dosierung von Zuwendung und Distanz beinhaltet. Dann besteht für ihn kein Grund, das therapeutische Gespräch schon von Anfang an mit einer emotionalen Hypothek zu belasten.

8.2 Die Nutzung des zwischen-
menschlichen Spielraums

**1 Bei der Annäherung an
den Patienten beobachten:**

**2 Signale für „mehr Nähe!"
3 Signale für „mehr Abstand!"**

**4 Im so definierten Spielraum
des Patienten bewegen**

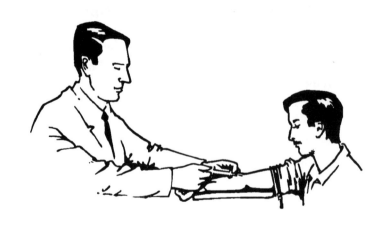

Um den sozialen Spielraum kennenzulernen, der für den Patienten akzeptabel ist, muß man seine Reaktion auf zwischenmenschliche Annäherung überprüfen. Als frühzeitige und unauffällige Gelegenheit für eine solche „seelische Entfernungsmessung" bietet sich das Zeremoniell der Begrüßung an, mit der jede Konsultation beginnen sollte. Während der Arzt auf den Gesprächspartner zugeht, kann er nämlich gleichzeitig jede Veränderung in dessen Körpersprache registrieren – und damit ermitteln, wie die Eröffnung der therapeutischen Beziehung günstig zu gestalten wäre.

Wenn eine lockere (offene, niedergedrückte...) Haltung zu beobachten ist, verbunden mit einem ruhigen (weichen, depressiven...) Blick, dann wird Zuwendung gewünscht. Hier ist eine weitere Annäherung zu empfehlen. Ab einem bestimmten Punkt schaltet der Betreffende jedoch auf Abwehr um und verlangt damit „mehr Abstand!" Sein Körper „erstarrt", die Arme werden verschränkt, in den Augen liegt ein wachsamer bis abweisender Ausdruck... Jetzt sollte sich der Therapeut nicht „aufdrängen" und etwas zurücknehmen, um die nonverbalen Haltesignale zu respektieren.

Man kann also am Gegenüber genau ablesen, ob die zwischenmenschliche Distanz noch zu groß oder schon zu gering ist. Durch den patientengerechten Umgang mit Nähe und Abstand ist Stufe 1 der Gesprächsführungs-Strategie abgeschlossen.

8.3 Stufe 2: Die mentale Programmierung auf die laufende Beziehung

Arzt

Einstellung

Verhalten

Verhalten

Einstellung

Patient

Die eigene Einstellung zu jemand anderem setzt eine unvermeidliche Kette von Reaktionen und Gegenreaktionen in Gang. Da Denken und Handeln dynamisch miteinander vernetzt sind, wird der Umwelt (zumindest) über die Körpersprache fortlaufend mitgeteilt, was man von ihr hält. Sympathie oder Antipathie stoßen dann im Normalfall auf ein entsprechend positives oder negatives Echo bei der jeweiligen Gegenseite. Jede zwischenmenschliche Botschaft kehrt also häufig im gleichen Sinn über den Empfänger zum Absender zurück, wie das folgende Beispiel zeigt.

Beim Kontakt mit Problempatienten entwickelt der Arzt eine persönliche Einstellung („Da ist schon wieder dieser Querulant!"); sie kommt, wenn auch unausgesprochen, so doch auf nonverbale Weise zum Ausdruck (abwehrende Haltung, gereizte Stimme). Der Gesprächspartner nimmt die Botschaft umgehend wahr und bezieht daraufhin gedanklich Position („So unfreundlich lasse ich mich nicht abfertigen!"). Auch hier folgt das Verhalten der mentalen Vorgabe – der Kranke stellt entweder wehleidig seine Hilfsbedürftigkeit zur Schau oder besteht aggressiv auf einer besonders differenzierten Versorgung.

Die therapeutische Atmosphäre ist belastet, doch die Komplikationen sind damit keineswegs erschöpft. Der Arzt reagiert nämlich seinerseits auf die Körpersprache des Patienten, und es entsteht eine ungünstige Rückkoppelung in der Kommunikation, gemäß der alten Volksweisheit: „Wie man in den Wald hineinruft, so schallt es heraus." Der Teufelskreis der gegenseitigen Ablehnung ist geschlossen und läßt sich in den kommenden Minuten kaum wieder öffnen. Um eine solche Entwicklung zu vermeiden, dient Stufe 2 der Gesprächsführungs-Strategie einer günstigen mentalen Programmierung auf die laufende Beziehung.

8.4　Die mentale Einstellung (1): Ich bin o.k., Du bist o.k.!

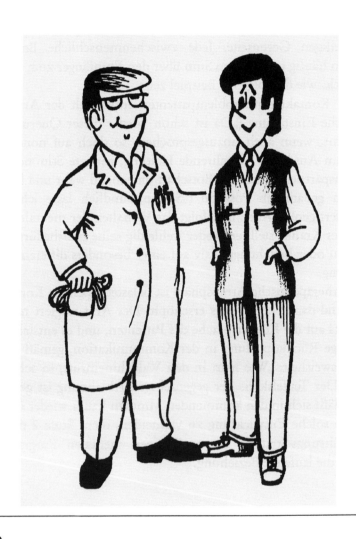

Beim Zusammentreffen mit dem Patienten kann der Arzt die mentale Einstellung: „Ich bin o.k., Du bist o.k.!" entwickeln; das ist eine jener Formeln zur Definition von zwischenmenschlichen Beziehungen, die von der „Transaktionsanalyse" populär gemacht worden sind. Es geht dabei allerdings nicht um eine idealisierende Wertschätzung aller Beteiligten ohne Wenn und Aber – sondern darum, zu den eigenen fachlichen Fähigkeiten und zu deren Grenzen(!) zu stehen, und gleichzeitig die subjektive Hilfsbedürftigkeit des anderen so zu akzeptieren, wie sie der Betreffende selbst erlebt.

Diese geistige Haltung wirkt sich umgehend günstig auf die therapeutische Beziehung aus. Der Mediziner demonstriert seine kooperative Grundhaltung durch eine locker zugewandte Körpersprache; er scheint innerlich mit sich im reinen und als Person für andere Menschen offen zu sein. Der Blick ist konzentriert und freundlich auf den jeweiligen Gesprächspartner gerichtet, die Stimme klingt einfühlsam und verständnisvoll.

Das entgegenkommende Auftreten löst beim Patienten ein positives Echo aus. Er gewinnt den Eindruck, daß man ihm helfen will, statt ihn zu bevormunden oder seine Bedürfnisse zu ignorieren. Eine echte Zusammenarbeit im Behandlungsprozeß wird dadurch gefördert.

8.5 Die mentale Einstellung (2): Ich bin o.k., Du bist <u>nicht</u> o.k.!

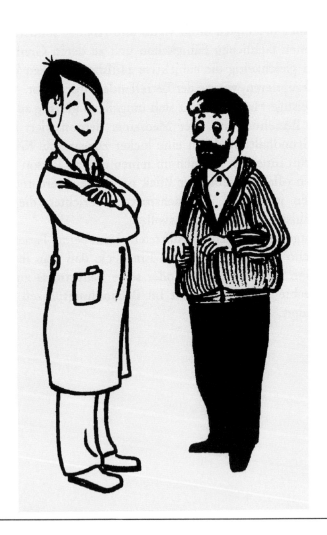

Beim Zusammentreffen mit dem Patienten kann der Arzt die mentale Einstellung: „Ich bin o.k., Du bist nicht o.k.!" entwickeln Diese geistige Haltung wirkt sich umgehend ungünstig auf die therapeutische Beziehung aus. Der Mediziner demonstriert seine arrogante Grundeinstellung durch eine autoritäre Körpersprache; er scheint innerlich nur auf die eigene Bedeutung fixiert und als Person unzugänglich für emotionale Annäherung zu sein. Der Blick kommt „von oben herab" oder ignoriert den Gesprächspartner völlig, die Stimme klingt leicht unwillig, herrschsüchtig oder mokant.

Das selbstgefällige Auftreten kann beim Patienten zwei unterschiedliche Reaktionen auslösen. Entweder unterwirft er sich dem diktatorischen Anspruch und wird zum unkritischen „Jasager" oder er lehnt das Gehabe ab und geht spätestens zum nächsten Quartal der Praxis verloren. In beiden Fällen kommt eine echte Zusammenarbeit im Behandlungsprozeß nur bedingt zustande.

8.6 Die mentale Einstellung (3): Ich bin <u>nicht</u> o.k., Du bist o.k.!

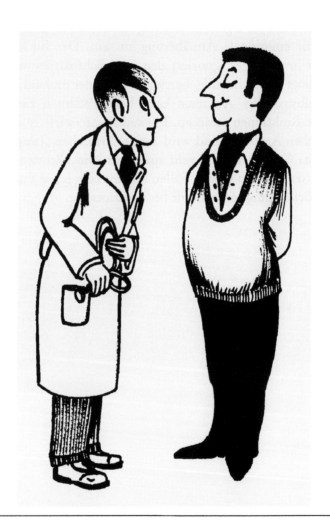

Beim Zusammentreffen mit dem Patienten kann der Arzt die mentale Einstellung: „Ich bin nicht o.k., Du bist o.k.!" entwickeln. Diese geistige Haltung wirkt sich umgehend ungünstig auf die therapeutische Beziehung aus. Der Mediziner demonstriert seine unterwürfige Grundeinstellung durch eine servile Körpersprache; er scheint innerlich von schwachem Selbstwertgefühl und als Person auf das Wohlwollen der Mitmenschen angewiesen zu sein. Der Blick bittet um freundliche Beachtung und Zuwendung, die Stimme klingt zögernd-weich oder unsicher.

Das devote Auftreten kann beim Patienten zwei unterschiedliche Reaktionen auslösen: Er fühlt sich entweder „erhöht" und stellt von da ab zunehmend seine Forderungen (bis zur Erpressung von Krankmeldungen und großzügigen Verschreibungen) – oder er lehnt das Gehabe ab und geht spätestens zum nächsten Quartal der Praxis verloren. In beiden Fällen kommt eine echte Zusammenarbeit im Behandlungsprozeß nur bedingt zustande.

8.7 Die mentale Einstellung (4): Ich bin <u>nicht</u> o.k., Du bist <u>nicht</u> o.k.!

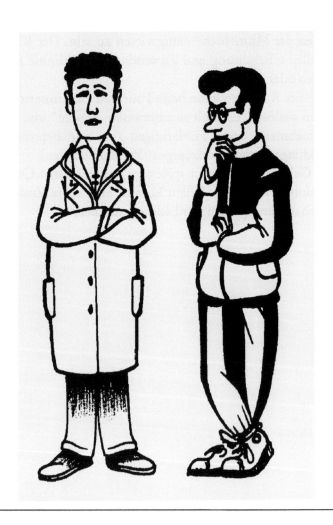

Beim Zusammentreffen mit dem Patienten kann der Arzt die mentale Einstellung: „Ich bin nicht o.k., Du bist nicht o.k.!" entwickeln. Diese geistige Haltung wirkt sich umgehend destruktiv auf die therapeutische Beziehung aus. Der Mediziner demonstriert seine negative Grundeinstellung durch eine abwehrende Körpersprache; er scheint innerlich verhärtet (manchmal wie versteinert) und als Person abgeschottet gegen zwischenmenschliche Zuwendung zu sein. Der Blick weicht aus oder „durchbohrt" den Gesprächspartner, die Stimme klingt spröde-resigierend bis argwöhnisch.

Das massiv abweisende Auftreten löst beim Patienten je nach persönlicher Situation eine entsprechende Blockadestrategie (vom „Angriff" bis zum „Totstellen") aus. Eine echte Zusammenarbeit im Behandlungsprozeß findet deshalb nicht statt.

8.8 Die therapeutische Rendite der mentalen Grundeinstellung

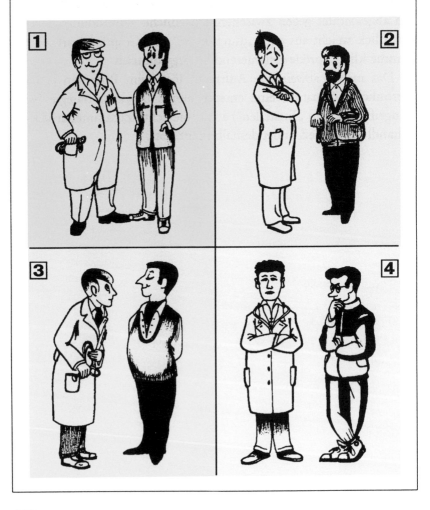

Der Arzt programmiert durch seine innere Haltung sowohl sich selbst wie auch den Patienten auf die Qualität der Zusammenarbeit. Den größten Nutzen bringt die innere Haltung: „Ich bin o.k, Du bist o.k.!" (Abbildung 1). Problematisch für ein konstruktives Miteinander sind dagegen die Ansichten: „Ich bin o.k, Du bist nicht o.k.!" (Abbildung 2) und: „Ich bin nicht o.k, Du bist o.k.!" (Abbildung 3). Hier wird die Beziehung von Arzt und Patient jeweils durch moralische Werturteile polarisiert. Die kurativen Aufgaben lassen sich zwar erledigen, doch eine Atmosphäre von heilsamer Gemeinsamkeit kann kaum entstehen.

Unerfreulich und damit kontraindiziert ist aber in jedem Fall die Vorstellung: „Ich bin nicht o.k, Du bist nicht o.k.!" (Abbildung 4). Sie ist in jeder Hinsicht pathologisch, und zwar sowohl in bezug auf das Menschenbild des Therapeuten wie auf seine unheilsame Ausstrahlung. Es ist also zu empfehlen, bei der persönlichen Begegnung in der Sprechstunde die richtigen Weichen für eine effektive Zusammenarbeit zu stellen. Sonst kann es zu iatrogenen Störungen der zwischenmenschlichen Beziehung kommen, was zu Frustrationen bei alle Beteiligten und zur Beeinträchtigung des Behandlungsergebnisses führt.

Die Formel „Ich bin o.k., Du bist o.k.!" sollte automatisch gedacht werden; etwa während des Händedrucks, mit dem der Patient begrüßt wird. Mit der mentalen Einstellung auf die laufende Beziehung ist die Stufe 2 der Gesprächsführungs-Strategie abgeschlossen.

9   Der nonverbale Unterbau
der Patientenführung

Viele Menschen glauben, daß die Qualität eines Gesprächs im wesentlichen von der sprachlich-intellektuellen Dimension des Dialogs abhängt. Als positive Merkmale gelten dabei unter anderem: Verständliche und eindeutige Aussagen, das genaue Zuhören, die Offenheit für fremde Argumente und die Toleranz gegenüber abweichenden Ansichten. Lange Monologe, verletzende Wortgefechte und dogmatische Verkündigungen vergiften dagegen jede fruchtbare Verständigung. Sie muß leiden, sobald einer der Beteiligten unbedingt Recht haben will oder sich geistig mit seinen Standpunkten „einmauert".

In diesem Augenblick ist jegliche soziale Annäherung blockiert und das Miteinander auf dem Weg zu einem gemeinsamen Ziel erst einmal „gestorben". Das passiert in Beziehungen jeder Art, in der Familie ebenso wie am Arbeitsplatz oder im therapeutischen Alltag. Wenn die Menschen sich nicht mehr verständigen können, dann reden sie so lange aneinander vorbei, bis zuletzt ein disharmonisches Gegeneinander entsteht. Und dabei sind (beinahe) alle Beteiligten davon überzeugt, doch nur das Beste für den anderen gewollt zu haben; der Vater für die Zukunft der Kinder, der Arzt für die Gesundheit des Patienten...

Häufig wird zur Entkrampfung der Situation nach überzeugenden Argumenten und wirkungsvollen Worten gesucht. Wir haben schließlich gelernt, daß der Einsatz von Wissen, Logik und Rhetorik wichtig ist, um den Gesprächsverlauf „im Griff zu behalten" und „vernünftig" zu meistern. Dem ist zwar nicht zu widersprechen, doch ist ein solches Vorgehen kaum ausreichend, um gleichzeitig die zwischenmenschliche Atmosphäre zu harmonisieren. Der Schlüssel für eine befriedigende Lösung von emotionalen Verständigungsproblemen ist nämlich nicht im intellektuellen, sondern nur im nonverbalen Bereich zu finden.

Hier fehlt vielen Menschen die gleiche Selbstverständlichkeit, über die sie beim reinen Wortwechsel mit einem Gesprächspartner verfügen. Die geschulte Aufmerksamkeit gilt dem gesprochenen Text aus Rede und Antwort, während der ebenso differenzierte Dialog in Haltung, Gestik und Mimik kaum beherrscht wird. Zwar versteht sich der einzelne auf gewisse Untertöne in der Stimme (giftig, zärtlich, unterwürfig...) und kann bestimmte Gebärden wahrnehmen (Drohung, Abwehr, Zuwendung...). Doch dies alles geschieht nur gelegentlich und eher unsystematisch, weshalb es leicht zu emotionalen Mißverständnissen kommt.

Stufe 3 der Gesprächsführungs-Strategie dient dazu, das therapeutische Klima durch flexibles Eingehen auf die Körpersprache des Kranken so verträglich wie möglich zu gestalten. Das erlaubt die Pflege eines sehr persönlichen Kontakts zum jeweiligen Patienten, selbst wenn dafür nur wenige Minuten zu Verfügung stehen. Es reduziert darüber hinaus die nervöse Anspannung aller Beteiligten bei der Besprechung von unangenehmen Themen und erleichtert den Umgang mit „Problemfällen" – was dem Behandlungsergebnis, dem Erfolg der Praxis und nicht zuletzt der eigenen Zufriedenheit des Arztes zugute kommt.

9.1 Stufe 3: Das Spiegeln der Körpersprache des Patienten

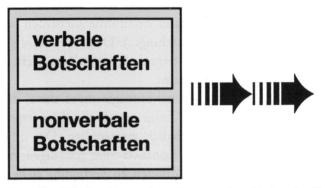

1 Ganzheitliche Verschmelzung der Botschaften

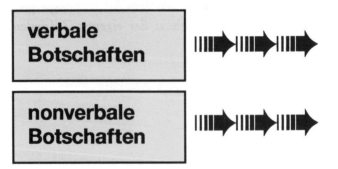

2 Strategische Trennung der Botschaften

In der täglichen Selbstdarstellung des einzelnen sind die Gefühle, die Körpersprache und das gesprochene Wort miteinander vernetzt: Der „Zorn" etwa steht dem Betreffenden deutlich „ins Gesicht geschrieben"; er spricht mit bebender Stimme, der Körper ist drohend aufgerichtet. Ein anderes Bild entsteht, wenn ein Patient von akuten Bauchschmerzen geplagt wird. Er äußert dann eher kurzatmig seine Klagen, die Mimik ist vom Leid gezeichnet und die Haltung verkrümmt. Das Auf und Ab der Emotionen bewegt eben nicht nur das Gemüt, sondern findet gleichzeitig seinen Niederschlag in der äußeren Erscheinung.

Im Lauf des Lebens entstehen typische Verhaltensmuster, die anschaulich Auskunft über die subjektive Stimmungslage geben. Man kann daher „nur schwer aus seiner Haut", sobald einem „vor Wut der Kragen platzt" oder „das Herz vor lauter Angst in die Hosen rutscht". Die genaue Beobachtung des Patienten gibt zudem Aufschluß darüber, wie sehr die Aussagen, das Befinden und die Befindlichkeit miteinander korrespondieren. Etwa, wenn in einer locker entspannten Haltung über „das fürchterliche Stechen in der Brust" geklagt wird, oder wenn jemand mit Trauermiene versichert, keine Probleme zu haben und mit dem Dasein zufrieden zu sein.

Der Arzt hat seinerseits die Möglichkeit, unerwünschte emotionale Belastungen des therapeutischen Gesprächs zu verhindern. Das geschieht, indem er selbst die ansonsten miteinander vernetzten Botschaften unterschiedlich handhabt und damit strategisch einen „doppelten Boden" benutzt: Auf der nonverbalen Ebene sollte er die Körpersprache des anderen spiegeln, um das zwischenmenschliche Fundament und das Gefühl von Gemeinsamkeit zu pflegen – in seinen Worten kann er dagegen durchaus sachlich-nüchtern argumentieren, unbequeme Wahrheiten aussprechen oder kritische Ansichten äußern.

9.2 Die wichtigen Dimensionen der Körpersprache

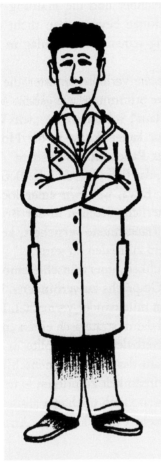

individuell:

1 **Stimme**
2 **Mimik**
3 **Gestik**
4 **Haltung**
5 **Atmung**

sozial:

6 **Distanziertheit**
7 **Raumforderung**
8 **Gemeinsamkeit**
9 **Vereinnahmung**

Die meisten Menschen sind nicht fähig, ihre Erscheinung von Kopf bis Fuß so zu manipulieren, daß dadurch ein bestimmter Eindruck entsteht. Deshalb versuchen sie (meist intuitiv), die allgemeine Aufmerksamkeit auf jene Signale zu ziehen, deren Wirkung verläßlich erscheint – das entwaffnende Lächeln, die strahlenden Augen, den betörenden Gang. Damit wollen die Betreffenden gleichzeitig von den Schwachstellen ablenken, die vielleicht das erwünschte Bild gefährden würden; wie etwa der eigentlich abweisende Blick mancher Zeitgenossen, die so gern als „Ausbund von herzlicher Offenheit" erscheinen möchten.

Die Körpersprache liefert umfassende Informationen über die Verfassung des Patienten und erleichtert deren differenzierte Beurteilung: Klingt die Stimme gefühlvoll (schmeichelnd, tonlos...), sind Mimik und Gestik lebendig (überzogen, starr...)? Wirkt die Haltung locker (verkrampft, verschlossen...), ist die Atmung entspannt (hektisch, flach...)? Daraus kann der Arzt auch soziale Botschaften erkennen: Wie sehr soll ich auf Abstand gehalten (Distanziertheit) oder eingeengt werden (Raumforderung)? Wird Verbindendes mit mir gesucht (Gemeinsamkeit) oder meine emotionale Ausbeutung angestrebt (Vereinnahmung)?

Gelegentlich hört man den Wunsch nach einem Interpretationskatalog zur Entwicklung von diagnostischen Standards, etwa nach folgendem „Strickmuster": Haltung 14, Mundform 76, Sprachstil 23 und Atmungstyp 4 ergeben den „introvertierten Simulanten"... Solche statischen Etikettierungen tragen jedoch wenig zum Verständnis des Kranken und zu seiner qualifizierten Behandlung bei. Es ist zwar sehr schwierig, während eines Gesprächs die ganze Bandbreite der nonverbalen Signale bewußt zu registrieren und angemessen darauf zu reagieren. Doch genau darin besteht die Kunst einer ebenso qualifizierten wie dynamischen Patientenführung.

9.3 Die Einstellung auf Signale der Distanzierung

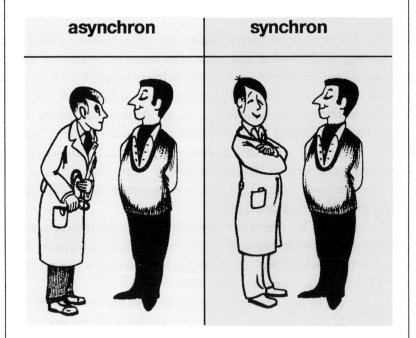

asynchron | synchron

Aufgabe: Auf Distanz achten!

Manche Ärzte reagieren verstärkt mit nonverbalen Signalen von Zuwendung, wenn sie den Patienten als anspruchlich, ablehnend oder unzugänglich erleben. Sie wollen durch ein verbindlich-freundliches Auftreten den emotionalen Widerstand des Gesprächspartners aufweichen, ihm also die therapeutischen Angebote „schmackhaft machen" und sich selbst als vertrauensvollen Partner empfehlen. Doch diese verständliche Bemühung ruft als „asynchrone" Strategie eher negative Folgen hervor. Denn der Kranke erlebt sie (unbewußt) als den anbiedernden Versuch, ihn zu manipulieren und verstärkt daraufhin seine abwehrende Haltung.

Die „Synchronisation" mit der Körpersprache des Gegenübers vermeidet dagegen solche Konflikte. Sobald der Patient ihm „Abstand" signalisiert, sollte sich der Arzt innerlich auf die Erledigung der medizinischen Sachfragen konzentrieren und äußerlich ebenfalls auf Distanz gehen! Das kann beim Gespräch am Schreibtisch so geschehen: Man richtet den Oberkörper betont auf, setzt sich im Stuhl nach hinten zurück und verschränkt die Arme. Außerdem ist zu empfehlen, den Blickkontakt eher kurz zu halten, in der Stimme nüchterner zu werden und knappere Sätze zu formulieren.

Zur Beachtung: Es ist wichtig, die Souveränität zu wahren, also die eigenen Gefühle nicht den Emotionen des Patienten anzupassen und den Intellekt für einen flexiblen sprachlichen Dialog freizuhalten. Die strategische Dosierung des zwischenmenschlichen Abstands ist deshalb auf die Veränderungen in der Körpersprache zu beschränken!

9.4 Die Einstellung auf Signale der Annäherung

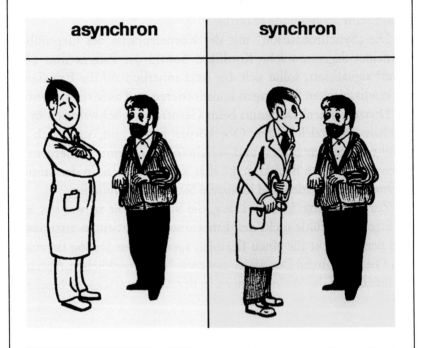

asynchron | synchron

Aufgabe: Auf Nähe achten!

Manche Ärzte reagieren verstärkt mit nonverbalen Signalen von Abwehr, wenn sie die Patienten als vereinnahmend, aufdringlich oder distanzlos erleben. Sie zeigen dem Gesprächspartner „die kalte Schulter", um ihn damit aufzufordern, sich etwas mehr zurückzunehmen und das soziale Sicherheitsbedürfnis des Therapeuten zu respektieren. Doch diese verständliche Selbstschutzmaßnahme ruft als „asynchrone" Strategie eher negative Folgen hervor. Denn der Kranke erlebt sie (unbewußt) als den aggressiven Versuch, ihn menschlich abzuwerten, und verstärkt daraufhin seine bisherige Haltung.

Die „Synchronisation" mit der Körpersprache des Gegenübers vermeidet dagegen solche Konflikte. Sobald der Patient ihm „Nähe" signalisiert, sollte sich der Arzt innerlich auf die Persönlichkeit des Gegenübers konzentrieren und äußerlich Zuwendung zeigen! Das kann beim Gespräch am Schreibtisch so geschehen: Man lockert die Schultern, beugt sich leicht nach vorn und unterstreicht seine Worte mit offenen Handbewegungen. Außerdem ist zu empfehlen, den direkten Blickkontakt zu verstärken, in der Stimme einfühlsam zu werden und etwas längere Sätze zu formulieren.

Zur Beachtung: Es ist wichtig, die Souveränität zu wahren, also die eigenen Gefühle nicht den Emotionen des Patienten anzupassen und den Intellekt für einen flexiblen sprachlichen Dialog freizuhalten. Die strategische Dosierung der zwischenmenschlichen Annäherung ist deshalb auf die Veränderungen in der Körpersprache zu beschränken!

9.5 Die zwei Grundmuster der körpersprachlichen Angleichung

asynchron	synchron	Aufgabe
		Auf Distanz achten!
		Auf Nähe achten!

Die zwischenmenschliche Verständigung kennt gerade im nonverbalen Bereich eine beinahe unendliche Vielfalt von Botschaften und Erlebnissen in feinsten Nuancen – vom Glücksgefühl einer harmonischen Übereinstimmung bis zur eiskalten gegenseitigen Ablehnung. Der Ablauf und die ganze Bandbreite des körpersprachlichen Dialogs wird durch die Eigenart der beteiligten Personen und durch die Besonderheit der jeweiligen Situation bestimmt. Im Alltag kann es daher in beinahe jedem Augenblick zu neuen Konstellationen kommen, vor (un)angenehmen Überraschungen ist selbst der gewiefte Menschenkenner nicht sicher.

Dieses beständige Hin und Her macht die Lebendigkeit, aber auch die Herausforderung von Beziehungen aus. Wer hier differenzierter mit seinen Patienten umgehen möchte, der kann bereits mit den zwei Grundmustern der körpersprachlichen Angleichung Erfolge erzielen. Das geschieht, indem die fortlaufenden und manchmal wechselnden Signale von Distanzierung (obere Bildreihe) oder Annäherung (untere Bildreihe) auf synchrone Weise beantwortet werden. Als angemessene und wirksame Antwort auf den Gesprächspartner reicht bereits eine angedeutete Haltungskorrektur aus, also ein Eingreifen in „homöopathischer Dosierung".

Zur Erinnerung: Es ist wichtig, die Souveränität zu wahren, also die eigenen Gefühle nicht den Emotionen des Patienten anzupassen und den Intellekt für einen flexiblen sprachlichen Dialog freizuhalten. Der Arzt sollte zwar bemüht sein, überzogene Ansprüche von sich zu weisen, der Persönlichkeit des Kranken aber eine (zumindest) wohlwollende Neutralität entgegenzubringen. Der strategische Einsatz von Annäherung und Abstand ist deshalb auf die Veränderungen in der Körpersprache zu beschränken!

9.6 Die Synchronisation mit der Körpersprache des Patienten

1 **Während des gesamten Gesprächsverlaufs**

2 **die Körpersprache des Patienten beobachten**

3 **und unverzüglich auf ähnliche Weise spiegeln,**

4 **ohne jedoch die gezeigten Emotionen zu imitieren!**

5 **Bei Veränderungen der Körpersprache des Patienten**

6 **die sichtbaren Korrekturen zügig mitvollziehen.**

Die Harmonisierung der zwischenmenschlichen Atmosphäre in der Therapie gelingt am besten nach dem Prinzip von „Aktion durch Reaktion": Der Arzt läßt sich vom Gesprächspartner leiten, indem er die eigene Körperhaltung nach dessen Vorgaben richtet. Dadurch erfährt der Patient ohne große Worte die Akzeptanz seiner Stimmung und Befindlichkeit, was ihn zu einer positiven Reaktion veranlaßt – der Betreffende wird also eigentlich durch sich selbst geführt! Wie der verbale Dialog und das fachliche Handeln, so ist allerdings auch die nonverbale Kommunikation ein ständiger Prozeß, der kontinuierlich zu steuern ist.

Während des gesamten Gesprächsverlaufs ist deshalb die Körpersprache des Patienten zu beobachten und unverzüglich auf ähnliche Weise zu spiegeln. Das darf nur auf der physiologischen Ebene geschehen, ohne dabei die Emotionen des Betreffenden zu imitieren oder zu karikieren! Verändert der Gesprächspartner seine Haltung in Richtung Distanzierung oder Annäherung, dann sollte der Arzt diese Kurskorrekturen zügig mitvollziehen. So kommt es zu einer fortlaufenden Synchronisation, die vom Gegenüber als „emotional gleiche Wellenlänge" erlebt wird.

Auf diese Weise bleibt der gute nonverbale Unterbau für die ganze Dauer der therapeutischen Beziehung erhalten. Mit dem Spiegeln der Körpersprache des Patienten ist die Stufe 3 der Gesprächsführungs-Strategie vollzogen.

10   Der strategische Aufbau
der Patientenführung

Jeder weiß, daß die gesprochene Sprache zu weit mehr dient als lediglich zur Übermittlung von fachlichen Informationen („Ihre Leberwerte sind normal"). Sie ist außerdem ein emotionaler Bedeutungsträger und unterlegt jedes Wort mit einer unausgesprochenen Botschaft an den Patienten, wie etwa: „Sie können ganz beruhigt sein, aus medizinischer Sicht sind Sie gesund!" Es ist in der Therapie nicht allein wichtig, „was" gesagt wird (korrekte Darstellung der Laborergebnisse). Die Wirkung einer Mitteilung hängt sehr stark davon ab, „wie" sie klingt (beruhigend, bedrohlich, unpersönlich...)!

In allen zwischenmenschlichen Beziehungen hat die Sprache zudem die Funktion, mit dem jeweiligen Gesprächspartner „einen gemeinsamen Nenner" zu finden. Wer etwa aus der gleichen Region wie seine Patienten stammt, der sollte möglichst so sprechen, „wie ihm der Schnabel gewachsen ist"; die heimische Mundart mit ihren Redensarten schafft eine verbindende und häufig auch verbindliche Basis zwischen den Beteiligten. Doch die Qualität der verbalen Verständigung hängt nur zum Teil vom örtlichen Dialekt oder vom landsmannschaftlichen Zungenschlag ab.

Von entscheidender Bedeutung für den Erfolg der Konsultation ist die Frage, ob Arzt und Patient das Gefühl haben, sich gegenseitig zu verstehen oder eher aneinander vorbeizureden: Was soll ich nur mit diesen schwammigen und klagsamen Äußerungen von Frau Müller über ihre Rückenbeschwerden anfangen? Wann begreift der Doktor denn endlich, wie grausam meine Schmerzen sind? Der Dialog führt nur weiter, wenn beide Seiten eine gemeinsame Sichtweise des medizinischen Problems finden und nicht nur wortreich ihre unterschiedlichen Standpunkte demonstrieren.

Dementsprechend bedeutet „Gesprächsführung" mehr als einen bestimmten Weg, um dem Kranken die medizinisch notwendigen Maßnahmen deutlich zu machen. Ein weit verbreitetes Mißverständnis muß hier ausgeräumt werden: Wer als Arzt sein Heil in rhetorischen Kunstgriffen und sophistischen Formulierungskünsten sucht, der überzeugt vielleicht sich selbst von der Richtigkeit und Unangreifbarkeit der eigenen Ansichten – er überfährt aber wahrscheinlich den zweifelnden und unsicheren Patienten, ohne ihn auf seine Seite ziehen zu können. Die aktive Zusammenarbeit in der Behandlung wird damit eher behindert.

Stufe 4 der Gesprächsführungs-Strategie bietet zwei grundlegende Ablaufsmuster an, um den therapeutischen Dialog befriedigend zu führen und entsprechend abzuschließen. Sie sollen dabei helfen, die schon für das nonverbale Fundament der Arzt-Patienten-Beziehung wichtige Dosierung von Nähe und Abstand auch auf der sprachlichen Ebene gezielt einzusetzen. Dadurch wird weitgehend gewährleistet, daß keine Widersprüche zwischen dem Auftreten und den Aussagen des Behandlers entstehen; das ist eine grundlegende Voraussetzung für Glaubwürdigkeit und Vertrauensbildung in jedem menschlichen Miteinander.

10.1 Stufe 4: Die strategische Abwicklung der Gesprächsführung

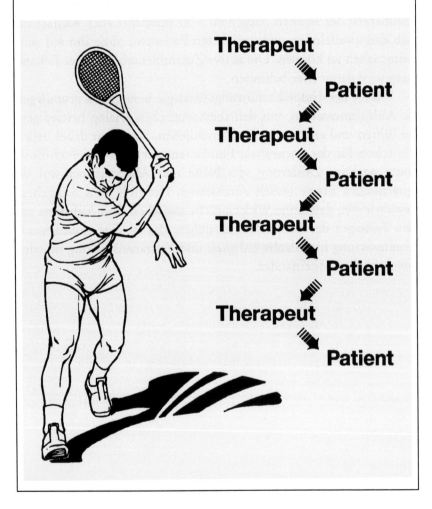

Wenn zwei Personen miteinander sprechen wollen, um zu einem gemeinsamen Ergebnis zu kommen, dann gilt der Grundsatz: Sie müssen sich gegenseitig zuhören und gedanklich aufeinander eingehen, um nicht aneinander vorbeizureden und den baldigen Zusammenbruch der Verständigung zu riskieren. Auch das therapeutische Gespräch sollte auf der Basis dieser Erkenntnis geführt werden, damit die Zusammenarbeit von Arzt und Patient erfolgreich verläuft. Dies gilt besonders bei chronischen Erkrankungen und psychosomatischen Beschwerden; hier ist eine sinnvolle Behandlung anders kaum denkbar.

Ein echter Dialog kommt nur voran, wenn sich die Gesprächspartner in ihren Äußerungen abwechseln, beide also fortlaufend aufeinander reagieren. Der Therapeut muß eine positive oder negative Rückmeldung erhalten, damit er mit den folgenden Ausführungen nicht „im Nebel stochert", sondern die Argumentation treffsicher fortführen kann. Auch der Patient braucht ein regelmäßiges Feedback, um das Gefühl zu haben, daß er beim Arzt mit seinem Anliegen „richtig ankommt". Sobald die Kette von Reaktionen und Gegenreaktionen unterbrochen wird, ist die Kommunikation gestört.

Aus Unsicherheit und Zeitnot finden ärztliche Äußerungen weitgehend in Form von Monologen, rhetorischen Fragen und Anordnungen statt. Das ist durchaus verständlich, denn der berufliche Alltag ist von Streß und Leistungsdruck geprägt. Doch diese verbalen Einseitigkeiten erklären auch die frustrierenden Behandlungsergebnisse bei Patienten, deren aktive Mitarbeit für den Heilungsprozeß unerläßlich ist. Die strategische Abwicklung der Gesprächsführung trägt dazu bei, die Verständigung zwischen den Beteiligten selbst unter ungünstigen Bedingungen so lange wie möglich aufrecht zu erhalten.

10.2 Die Mißverständnisse im Gesprächsverlauf

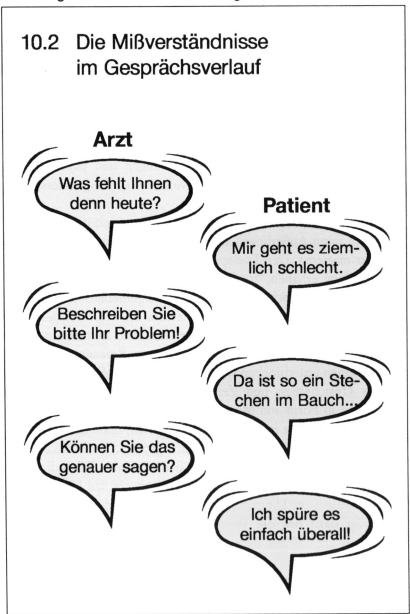

Jeder Mensch reagiert höchst unterschiedlich auf sich selbst und auf die Umwelt. Trotz der Bandbreite an Möglichkeiten entwickelt man mit der Zeit aber seinen individuellen Schwerpunkt in der Deutung des Erlebens. Der eine bewertet etwa sein Befinden vorwiegend auf der Grundlage des jeweiligen Gefühlszustands: „Heute fand ich den ganzen Praxisbetrieb bedrückend und manche Patienten ziemlich unerträglich". Bei jemand anderem dominiert dagegen häufiger die abstrahierende Art der Beurteilung: „Das war ein vergleichsweise hektischer und relativ schwieriger Arbeitstag".

Diese Sichtweise wird gleichzeitig zur Botschaft an den Gesprächspartner und beeinflußt damit automatisch das Verhältnis zwischen Arzt und Patient. Das analoge Empfinden auf beiden Seiten (gefühlsbetonte Würdigung der Beschwerden) führt zu einer gleichen Sprache und erleichtert die Verständigung im therapeutischen Prozeß. Eine unterschiedliche Perspektive (hier emotionales Symptomerleben, da abstrahierende Interpretation des Befunds) sorgt dagegen nicht nur verbal für Mißverständnisse. Auf die Bedeutung solcher Fragen weist vor allem die Theorie des „Neurolinguistischen Programmierens" hin.

Auf die objektivierende Frage des Arztes („Was fehlt Ihnen denn heute?") antwortet der Patient vielleicht emotional: „Mir geht es ziemlich schlecht!" Beharren die Beteiligten auf ihren divergierenden Sichtweisen, dann wird eine tatsächliche Verständigung über den verbalen Schlagabtausch hinaus erschwert. Der Dialog wechselt nämlich beständig zwischen abstrahierenden („Beschreiben Sie bitte Ihr Problem!") auf der einen und gefühlsorientierten Botschaften („Dieses fürchterliche Stechen im Bauch macht mich noch fix und fertig!") auf der anderen Seite. Man spricht keine gemeinsame Sprache und versteht sich nicht, die Zusammenarbeit im Behandlungsprozeß ist daher empfindlich gestört.

10.3 Die verschiedenen Kanäle der verbalen Selbstdarstellung

So erleben wir etwas durch die **Sinne:**	So erleben wir etwas durch die **Gefühle:**	So erleben wir etwas durch den **Verstand:**
halbdunkel	unsicher	riskant
grell	geborgen	vernünftig
blutrot	vertraut	plausibel
dröhnend	sanft	konsequent
duftend	bedrohlich	bewußt
stinkend	bedrückend	kontrolliert
stahlhart	überdreht	altersgemäß
weich	schmerzhaft	relativ
heiß	unerträglich	exakt
eiskalt	grauenvoll	im Vergleich
klamm	befreiend	schlecht
herbwürzig	erleichtert	gut
bohrend	abweisend	normal
stechend	harmonisch	akzeptabel
bleischwer	beglückend	sinnvoll
.....	.....	.....

Die persönliche Erfahrung der „Realität" ist eine weitgehend subjektive Auswahl aus der Fülle von Eindrücken und Ereignissen, was sich immer auch in der gesprochenen Sprache niederschlägt. Die verbale Selbstdarstellung des einzelnen macht daher dem Zuhörer in Ausdruck und Wortwahl deutlich, welchen besonderen Zugang der Betreffende zu seinem Erleben hat. Manche Patienten teilen etwa ihre gesundheitlichen Probleme über sinnliche Wahrnehmungen mit: „Die Eingeweide waren hart wie Stein, es lief mir abwechselnd heiß und kalt den Rücken herunter und ich sah immer wieder Sternchen vor den Augen."

Häufig wird der Krankheitszustand auf der emotionalen Ebene geschildert: „Gestern nachmittag war mir ganz elend, weil die Krämpfe immer schlimmer wurden und nicht aufhören wollten, mich zu quälen." Andere Menschen beschreiben ihr Befinden bevorzugt aus der abstrakt-intellektuellen Perspektive: „Wenn die Migräne da ist, bin ich nur noch ein Schatten meiner selbst. Dann kann ich mich kaum konzentrieren und verliere völlig den Überblick." Um dem Patienten zu signalisieren, daß sein persönliches Problem verstanden worden ist, empfiehlt sich eine erste verbale Rückmeldung auf dessen bevorzugtem Kanal.

Klagt der Betreffende etwa über die „grauenvollen und unerträglichen Schmerzen" (gefühlsorientiert), könnte der Arzt vielleicht sagen: „Dann will ich mich jetzt darum kümmern, wie ich Sie möglichst rasch von Ihren Sorgen befreien kann". Anders liegt der Fall, wenn der Kranke darunter leidet, daß es ihm „so schlecht geht, daß ein normales Leben nicht mehr möglich ist" (am Verstand orientiert). Hier wäre eine andere Reaktion angebracht: „Jetzt möchte ich mir zuerst ein genaues Bild von Ihren Beschwerden machen, damit ich die richtigen Maßnahmen veranlassen kann."

10.4 Das Eingehen auf Befindlichkeit und Befund (1)

1 **Mehr Abstand**
Mehr Nähe

2 **Objektivität**
Subjektivität

In der ersten Phase jedes therapeutischen Gesprächs geht es für den Arzt um zweierlei: Einerseits darum, eine gute Beziehung zum Patienten aufzubauen, und andererseits die akuten Probleme aus der persönlichen Sicht des Betroffenen kennenzulernen. Hierbei kann der Dialog entweder in Richtung der subjektiven Befindlichkeit oder in der des objektiven Befundes eröffnet werden.

Es ist möglich, dem Patienten das Gefühl von „Nähe" (Aspekt der Befindlichkeit) oder „Abstand" (Aspekt des Befundes) zu vermitteln. In beiden Fällen übermittelt der Arzt seine Botschaft jedoch weniger über den gesprochenen Text, sondern über eine eher zugewandte oder abwehrende Körpersprache („Der patientengerechte Umgang mit Nähe und Abstand", S. 134–137). Die weiteren Aspekte der Gesprächsführung weisen zwar ebenfalls ihre nonverbalen Anteile auf („Das Spiegeln der Körpersprache", S. 152–163). Doch dabei besteht ein größerer strategischer Spielraum in bezug auf die Qualität der verbalen Äußerungen.

Das Eingehen auf die „Subjektivität" (Aspekt der Befindlichkeit) will Verständnis für das individuelle Erleben der geklagten Beschwerden signalisieren: „Ich möchte zuerst einfach von Ihnen erfahren, worunter Sie vor allem leiden! Können Sie mir sagen, wodurch Ihr Befinden besonders stark beeinträchtigt wird?" Die „Objektivität" des Arztes (Aspekt des Befundes) demonstriert dagegen das Interesse an einer fachlich-nüchternen Bestandsaufnahme von pathologischen Symptomen: „Zeigen Sie mir bitte möglichst genau, wo die stärksten Schmerzen sitzen! Wie weit und wohin strahlen sie aus?"

10.5 Das Eingehen auf Befindlichkeit und Befund (2)

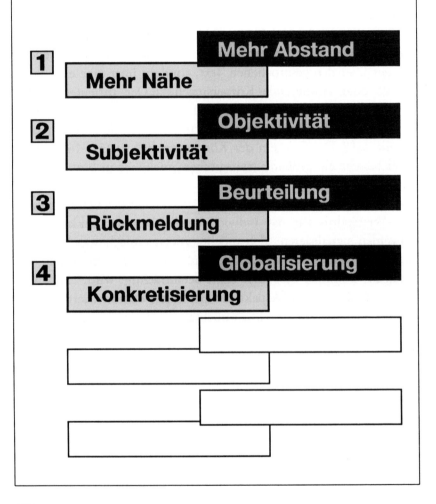

1

Mehr Abstand

Mehr Nähe

2

Objektivität

Subjektivität

3

Beurteilung

Rückmeldung

4

Globalisierung

Konkretisierung

In der zweiten Phase des therapeutischen Gesprächs geht es für den Arzt darum, weiterführende Strategien für die diagnostische Klärung und die Behandlung der geklagten Probleme zu entwickeln. Auch hier kann der Dialog in Richtung der subjektiven Befindlichkeit oder des objektiven Befundes gelenkt werden.

Die „Rückmeldung" (Aspekt der Befindlichkeit) ist wichtig, um die subjektiven Folgen der Erkrankung zu würdigen und damit die Beziehung zum Patienten zu intensivieren: „Ich kann mir gut vorstellen, wie sehr Sie von den ständigen Schmerzen geplagt werden." Die fachliche „Beurteilung" (Aspekt des Befundes) will stattdessen möglichst schnell eine medizinische Interpretation der individuellen Schwierigkeiten vornehmen: „Sie haben also starke Verspannungen im HWS-Bereich, die Ihnen die Arbeit am Bildschirm unerträglich machen und Sie in der Nacht immer wieder aufwachen lassen."

Durch „Konkretisierung" (Aspekt der Befindlichkeit) wird gezielt auf die individuellen Besonderheiten der Beschwerden eingegangen: „Ist Ihnen aufgefallen, ob sich Ihre Stimmung zu bestimmten Tageszeiten regelmäßig verschlechtert? Gibt es vielleicht noch andere gesundheitliche Probleme, die Ihnen zu schaffen machen?" Die „Globalisierung" (Aspekt des Befundes) ist dagegen um eine abschließende Einordnung der Symptomatik in den Rahmen der allgemeinen Krankheitslehre bemüht: „In Ihrem Fall weist alles darauf hin, daß Sie unter einer leichten depressiven Verstimmung leiden."

10.6 Das Eingehen auf Befindlichkeit und Befund (3)

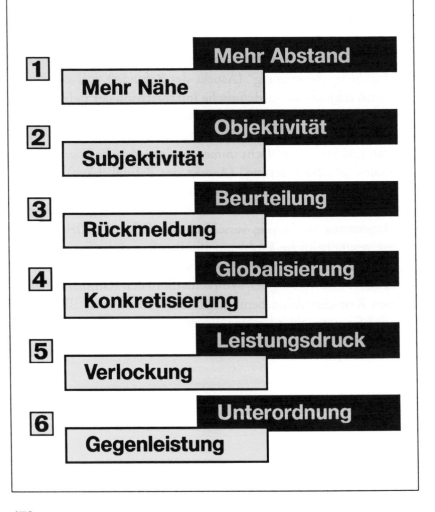

1 — Mehr Abstand / Mehr Nähe

2 — Objektivität / Subjektivität

3 — Beurteilung / Rückmeldung

4 — Globalisierung / Konkretisierung

5 — Leistungsdruck / Verlockung

6 — Unterordnung / Gegenleistung

In der dritten und abschließenden Phase des therapeutischen Gesprächs geht es für den Arzt um zweierlei: Einerseits darum, die notwendigen medizinischen Maßnahmen festzulegen und zu veranlassen, und sich andererseits der aktiven Mitarbeit des Patienten zu versichern. Auch hier kann der Dialog entweder in Richtung der subjektiven Befindlichkeit oder der des objektiven Befundes gelenkt werden.

Durch „Verlockung" (Aspekt der Befindlichkeit) gelingt es in manchen Fällen, die Motivation zur Veränderung der Lebensführung und zur Befolgung der Anordnungen zu steigern: „Sie könnten bis zum Sommer das Zielgewicht erreichen, wenn Sie ab heute Ihr Trainingsprogramm konsequent durchziehen. Wäre Ihnen das recht?" Mit „Leistungsdruck" (Aspekt des Befundes) wird im Gegensatz dazu versucht, eine bessere Compliance zu erzwingen: „Entweder unternehmen Sie jetzt endlich etwas gegen Ihr Übergewicht, oder ich kann die Fortsetzung der medikamentösen Therapie gegenüber der Kasse nicht weiter verantworten."

Das Prinzip von Leistung und „Gegenleistung" (Aspekt der Befindlichkeit) wird angewendet, um den Patienten emotional zu einem gesundheitsbewußtem Verhalten zu motivieren: „Wenn Sie in dieser Woche mit der Rückenschule anfangen, dann werde ich Ihnen zur Unterstützung noch einige Massagen verordnen." Auf klare „Unterordnung" (Aspekt des Befundes) im therapeutischen Prozeß setzt dagegen der autoritative Stil der ärztlichen Führung: „Sie nehmen diese Tabletten dreimal täglich nach den Mahlzeiten ein, bis die Packung aufgebraucht ist, und danach sehen wir weiter!"

10.7 Die Befindlichkeits-Strategie der Gesprächsführung

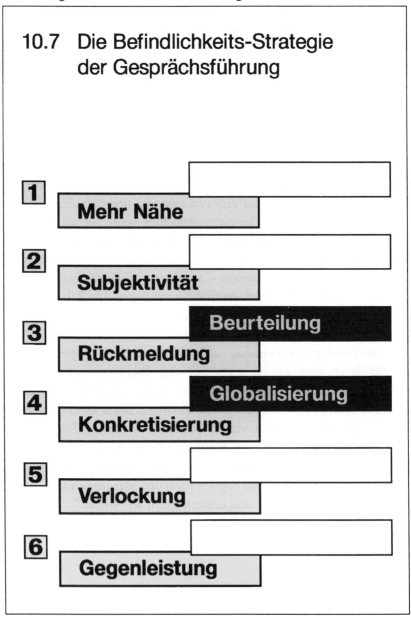

Manche Patienten suchen vor allem nach emotionaler Zuwendung und Sicherheit, wenn sie in die Praxis zur Behandlung kommen. Sie geben diese Erwartung während der wenigen Minuten im Sprechzimmer mit Sicherheit nicht auf, sondern werden im Gegenteil frustriert sein, wenn ihr Bedürfnis unbefriedigt bleibt. In der ersten Phase des therapeutischen Gesprächs sollte der Arzt deshalb gezielt auf die „Befindlichkeit" des Patienten eingehen: Es gilt, dem Betreffenden das Gefühl von persönlicher Nähe zu vermitteln und Verständnis für die subjektive Seite der geklagten Beschwerden zu signalisieren.

In der zweiten Phase der Konsultation empfiehlt sich dann eine strategische Kurskorrektur durch verstärkte Einbeziehung des „Befunds". Hier ist die fachliche Beurteilung des Gesundheitsproblems vorzunehmen, also die Einordnung der individuellen Symptomatik in den Rahmen der allgemeinen Krankheitslehre. In seiner dritten Phase kehrt das therapeutische Gespräch zur „Befindlichkeit" zurück und klingt betont emotional aus. Die Mitarbeit des Patienten im Behandlungsprozeß wird auf der Basis von zwischenmenschlicher Zuwendung (durch Verlockung und Gegenleistung) aktiviert.

Auf diese Weise entsteht der Eindruck, daß die ärztliche Betreuung von Anfang bis Ende an der „Befindlichkeit" orientiert" ist, was den subjektiven Erwartungen an eine gute Versorgung entspricht. Der komplementäre und medizinisch wichtige Aspekt des „Befundes" findet trotzdem seine Berücksichtigung, und zwar im mittleren Abschnitt des Gesprächsverlaufs, wogegen der Patient keinen Widerstand leistet.

10.8 Die Befund-Strategie der Gesprächsführung

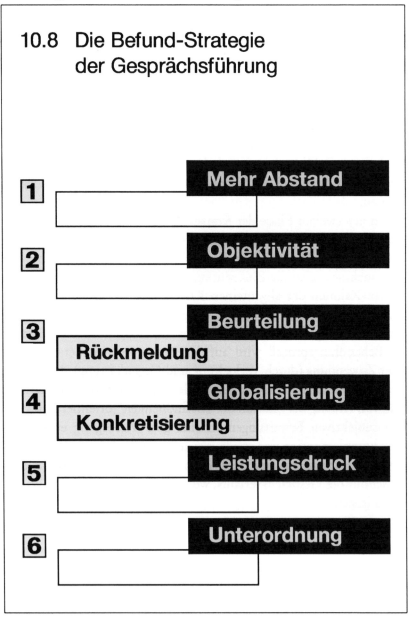

Manche Patienten suchen vor allem nach funktionaler Schadensbehebung, wenn sie in die Praxis zur Behandlung kommen. Sie geben diese Erwartung während der wenigen Minuten im Sprechzimmer mit Sicherheit nicht auf, sondern werden im Gegenteil frustriert sein, wenn ihr Bedürfnis unbefriedigt bleibt. In der ersten Phase des therapeutischen Gesprächs sollte der Arzt deshalb gezielt auf den „Befund" des Patienten eingehen: Es gilt, im Umgang mit dem Betreffenden auf Abstand zu bleiben und das Interesse an einer objektiven Klärung der pathologischen Symptomatik zu demonstrieren.

In der zweiten Phase der Konsultation empfiehlt sich dann eine strategische Kurskorrektur durch verstärkte Einbeziehung der „Befindlichkeit" des Kranken. Hier ist es wichtig, die individuelle Besonderheit der Gesundheitsstörung zu würdigen, also gezielt auf die subjektive Qualität der Beschwerden einzugehen. In seiner dritten Phase kehrt das therapeutische Gespräch zum „Befund" zurück und klingt betont sachlich aus. Die Mitarbeit des Patienten im Behandlungsprozeß wird auf der Basis von autoritativer Führung (durch Leistungsdruck und Unterordnung) gefordert.

Auf diese Weise entsteht der Eindruck, daß die ärztliche Betreuung von Anfang bis Ende am „Befund" orientiert ist, was den subjektiven Erwartungen an eine gute Versorgung entspricht. Der komplementäre und therapeutisch wichtige Aspekt der „Befindlichkeit" findet trotzdem seine Berücksichtigung, und zwar im mittleren Abschnitt des Gesprächsverlaufs, wogegen der Patient keinen Widerstand leistet.

11 Die Lenkung des therapeutischen Gesprächs

Es ist nicht leicht, das Gespräch mit dem Patienten in nur wenigen Minuten von der freundlichen Begrüßung bis zum wirkungsvollen Abschluß zu führen. Dies gilt besonders bei chronischen oder psychosomatischen Beschwerden, bei denen zugleich das aktive Engagement des Kranken im Behandlungsprozeß erreicht werden muß. Bei genauerer Betrachtung stört jedoch eine passive Grundhaltung jedes therapeutische Konzept und dessen Realisierung: Auch ein grippaler Infekt, eine Magenverstimmung oder der „Hexenschuß" verlangen ein adäquates Verhalten der Betroffenen, um schnell und möglichst folgenlos auszuheilen.

Fachliche Monologe oder pädagogisch gemeinte Vorhaltungen sind wenig geeignet, um jemanden vom Vorteil einer gesundheitsbewußten Lebensführung zu überzeugen. Gerade kritisch-distanzierte oder nur auf Zuwendung ausgerichtete Patienten lassen sich auf diese Weise kaum aus ihrer Reserve locken. Die Beherrschung verschiedener Fragetechniken ist nützlich, um den Rückzug des Kranken in eine passive Verweigerungs- oder Versorgungshaltung zu verhindern. Doch selbst wenn es gelingt, den Betreffenden aktiv in die therapeutische Beziehung einzubinden – der Fluß des Gespräches kann bald darauf schon wieder ins Stocken kommen.

Als Hindernisse auf dem Weg zu einem produktiven Ergebnis jeder Konsultation erweisen sich nämlich jene Gegenargumente des Patienten, denen man häufig nur unzureichend begegnet. Zu denken ist etwa an Äußerungen wie: „Herr Doktor, ich esse wirklich sehr wenig, das Übergewicht hat allein mit meinen schweren Knochen zu tun!" – „Sie verordnen mir ja nur deshalb keine weiteren Massagen mehr, weil Sie mir nicht helfen wollen!" – „Sie müßten erst einmal meine Schmerzen haben, um zu verstehen, daß ich im Augenblick gar keine Bewegungsübungen machen kann!"

Der Versuch, hier allein durch inhaltliche Überzeugungsarbeit weiterzukommen, führt wahrscheinlich nicht immer zu einem überzeugenden Ergebnis. Es ist vielmehr wichtig, zusätzlich ein Repertoire an dialektischen und rhetorischen Reaktionen auf die unterschiedlichen Einwände von seiten des Kranken zu beherrschen. So ist es im Bedarfsfall möglich, die verbal aufgerichteten Barrikaden des Gegenübers entweder zu umgehen, sie niedrig zu halten oder sogar wirksam abzubauen. Und erst dadurch können manchmal die Weichen erneut in Richtung einer fruchtbaren Fortsetzung der Zusammenarbeit gestellt werden.

Der Weg zum therapeutisch befriedigenden Abschluß des Gesprächs ist zwar wieder frei, aber noch hat der Patient den Behandlungsvertrag nicht endgültig unterschrieben; was bedeutet, daß er sich bislang auf den eigenen Anteil am therapeutischen Programm nicht verpflichten mußte. Genau das ist aber nötig, damit die ärztlichen Maßnahmen auf fruchtbaren Boden fallen und ihre heilsamen Wirkungen entfalten können. Die Stufe 5 der Gesprächsführungs-Strategie dient deshalb der Festlegung des Betreffenden auf seine zukünftigen Aktivitäten im Behandlungsprozeß.

11.1 Die Ziele von unterschiedlichen Fragetechniken (1)

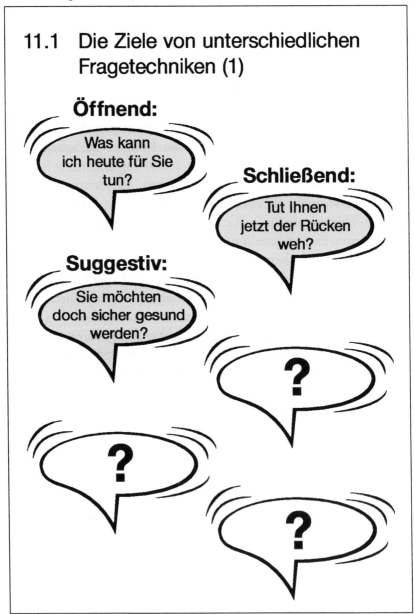

Je stärker der Patient in den therapeutischen Prozeß einbezogen wird, um so weniger kann er sich der aktiven Zusammenarbeit entziehen. Die unterschiedlichen Fragetechniken helfen dem Arzt, das Gespräch in diesem Sinn zu lenken; etwa, um eine größere Offenheit bei dem Betreffenden zu erreichen und damit weitere Informationen von ihm zu bekommen: „Ich merke schon, daß da einiges nicht in Ordnung ist. Welche Beschwerden sind für Sie denn besonders unangenehm, und wann sind die Probleme zuerst aufgetreten?"

Die schließende Frage engt dagegen den Entscheidungsspielraum des Gesprächspartners ein, provoziert ein „Ja" oder „Nein" als Antwort und sorgt bisweilen für klare Perspektiven: „Ich verschreibe Ihnen für den Anfang eine Salbe. Alles Weitere besprechen wir beim nächsten Mal, wenn erkennbar ist, wie die Behandlung anschlägt. Können wir vorerst so verbleiben?" Dieses Vorgehen wird jedoch schnell als Nötigung erlebt und hemmt dann möglicherweise die erwünschte Gesprächs- und Kooperationsbereitschaft. Von regelmäßiger Anwendung ist deshalb abzuraten.

Durch suggestive Fragen wird versucht, dem Patienten „mit sanfter Gewalt" eine Anpassung an die ärztliche Behandlungsstrategie nahezulegen: „Ich glaube, das beste wäre in Ihrem Fall eine gründliche stationäre Abklärung der Rückenschmerzen. Bestimmt möchten Sie so bald wie möglich wieder gesund werden?" Eine solche Argumentation kann vor allem in der Abschlußphase eines Gespräches sinnvoll sein, um letzte Hindernisse zu überwinden. Zu früh und häufig angewendet, wirkt diese rhetorische Taktik aber als durchsichtiger Versuch der Manipulation und Überrumpelung.

11.2 Die Ziele von unterschiedlichen Fragetechniken (2)

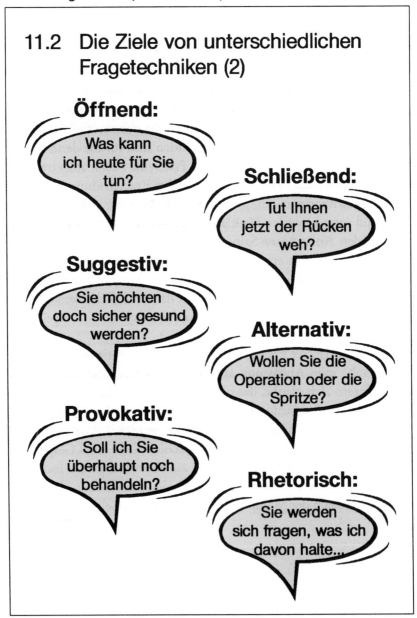

Je stärker der Patient in den therapeutischen Prozeß einbezogen wird, um so weniger kann er sich der aktiven Zusammenarbeit entziehen. Es ist besonders günstig, dem Betreffenden das Gesetz des Handelns aufzuzwingen, wozu sich eine alternative Frage eignet. Sie gestattet nämlich dem Kranken die Wahl zwischen verschiedenen Möglichkeiten, begrenzt jedoch gleichzeitig den Spielraum der persönlichen Entscheidungen: „Möchten Sie lieber die rasche Bekämpfung Ihrer Erkältung mit starken Medikamenten oder eine homöopathische Behandlung, die aber etwas länger dauert?"

Die provokative Frage ist ein starkes Mittel, um eine bereits seit längerem festgefahrene Beziehung in Bewegung zu bringen und eine persönliche Stellungnahme des Gesprächspartners zu erzwingen: „Jedes Mal haben Sie irgend etwas an meinem Verhalten und der angeordneten Therapie auszusetzen. Wollen Sie sich denn in Zukunft überhaupt noch von mir behandeln lassen?" Auf diese Weise wird der Betreffende zwar aus seiner Reserve gelockt, doch besteht zugleich das (nicht unbeträchtliche!) Risiko, daß damit das therapeutische Bündnis endgültig zu Bruch geht.

Eine rhetorische Frage erlaubt das vorbeugende Eingehen auf kritische Bemerkungen und auf denkbare Einwände. Sie simuliert außerdem die Einbeziehung des Kranken in die Gedankengänge des Arztes, was gelegentlich die Überzeugungskraft der therapeutischen Argumentation steigert: „Als Diabetiker werden Sie sich wohl schon gefragt haben, welche unangenehmen Folgeschäden Ihr Zucker mit sich bringt, wenn Sie älter geworden sind..." Diese rhetorische Taktik beläßt den Patienten allerdings in seiner Passivität und ist daher nicht geeignet, um weitere Informationen zu beschaffen.

11.3 Der Umgang mit Einwänden (1)

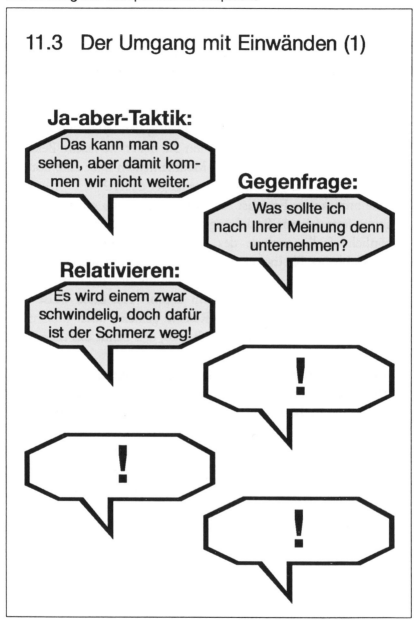

Der Arzt sollte einige Techniken kennen, die die Einwände des Patienten entkräften und den therapeutischen Dialog wieder voranbringen. Die „Ja-Aber-Taktik" gibt dem Gesprächspartner zuerst einmal recht, um ihn als Person aufzuwerten und prophylaktisch seine Aggressivität herabzusetzen. Nach dieser Streicheleinheit folgt der eigentlich beabsichtigte Widerspruch: „Natürlich kann ich Ihnen keine Garantie geben, daß dieses Medikament die Beschwerden völlig beseitigt. Aber es handelt sich um ein bewährtes Präparat, mit dem ich in ähnlichen Fällen guten Erfolg hatte!"

Mit dem Mittel der Gegenfrage wird dem entweder angreifenden oder blockierenden Patienten „der schwarze Peter" zurückgegeben; er muß selber erneut Stellung nehmen, statt weiteren Druck ausüben zu können. Das verschafft dem Arzt eine wertvolle Atempause, um die Reaktion des Gegenübers abzuwarten und sich in Ruhe seine nächsten Schritte zu überlegen: „Ich verstehe Ihre Bedenken gegen den Vorschlag, das Rauchen aufzugeben. Was wollen Sie denn selber tun, um sich besser gegen den drohenden Herzinfarkt zu schützen?"

Es gibt jedoch Einwände, die zutreffen und deshalb in der Sache überhaupt nicht oder nur schwer entkräften sind. Selbst dann besteht immerhin noch die Möglichkeit, das betreffende Argument zu relativieren. Damit spielt man die Bedeutung des angesprochenen Problems herunter und gibt dem Gespräch zudem eine positive Wendung: „Es stimmt, im Beipackzettel wird auf derartige Nebenwirkungen hingewiesen. Man muß allerdings auch wissen, daß in den letzten fünf Jahren insgesamt nur drei Fälle von leichter Benommenheit aufgetreten sind!"

11.4 Der Umgang mit Einwänden (2)

Ja-aber-Taktik:

> Das kann man so sehen, aber damit kommen wir nicht weiter.

Gegenfrage:

> Was sollte ich nach Ihrer Meinung denn unternehmen?

Relativieren:

> Es wird einem zwar schwindelig, doch dafür ist der Schmerz weg!

Bilanzieren:

> Was spricht gegen die Operation, und was könnte sie bringen?

Übergehen:

> Jetzt zeigen Sie mir bitte, wo Ihnen der Rücken weh tut!

Zustimmen:

> Das stimmt. Sie haben wirklich lange warten müssen.

Zu den taktischen Methoden, um die kritischen Einwände eines Patienten zu entkräften, gehört das partnerschaftlich orientierte Bilanzieren: „Überlegen wir doch einmal gemeinsam, welche Vorteile eine Veränderung Ihrer Ernährungsgewohnheiten hat und welche Probleme dabei vielleicht entstehen!" Gerade, wenn das Gespräch sich festfährt, fördert eine solche Gegenüberstellung von „Plus" und „Minus" die (erneute) positive Einbindung des Kranken in die therapeutische Beziehung. Der Arzt wirkt hier wie ein „ehrlicher Makler" und überzeugt durch seine korrekte und auf Objektivität bedachte Argumentation.

Manchmal kann es jedoch nötig sein, die Einsprüche oder Bedenken des Patienten beiseite zu schieben, also ohne jeden Kommentar einfach zu übergehen. In dieser Situation darf allerdings keine Pause entstehen, die Zeit zum Nachdenken läßt. Es ist es vielmehr wichtig, zügig mit dem medizinischen Arbeitsprogramm fortzufahren und damit ein „Nachhaken" des Betreffenden zu verhindern: „Jetzt möchte ich erst einmal Ihren Blutdruck messen und anschließend noch die Lungenfunktion überprüfen. Bitte setzen Sie sich hier auf diesen Stuhl und machen Sie Ihren linken Arm frei!"

Wie in allen Beziehungen, so ist es auch im therapeutischen Alltag bisweilen zu empfehlen, durch das ehrliche Eingeständnis von eigenen Schwächen und Fehlern die Atmosphäre zu bereinigen. Deshalb sollte man bereit sein, die Berechtigung von Einwänden offen zuzugeben, statt in jedem Fall die Position der Unangreifbarkeit anzustreben: „Ich kann wirklich verstehen, daß Sie wütend geworden sind. Bei so vielen Patienten sind einige Engpässe entstanden, die wir nicht schnell genug in den Griff bekommen haben. Es tut mir leid, daß Sie heute so lange auf Ihre Bestrahlung warten mußten!"

11.5 Stufe 5: Die Festlegung des Patienten auf seine Aktivitäten

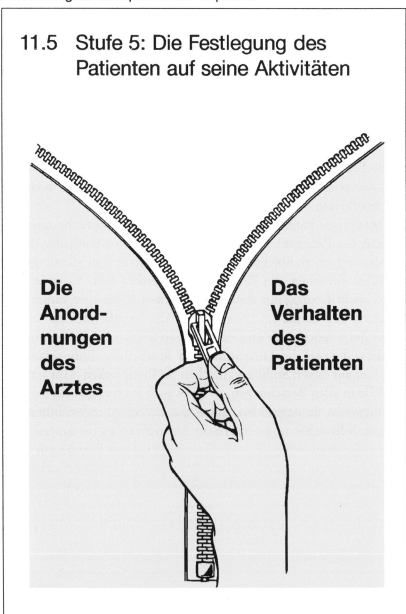

Die Anordnungen des Arztes

Das Verhalten des Patienten

Das therapeutische Bündnis ist wie ein ungeschriebener Vertrag, der nur dann zum Tragen kommen kann, wenn sich beide Seiten an die Vereinbarungen halten. Viele Ärzte beklagen jedoch, daß sie selbst zwar alles täten, um den Kranken wirkungsvoll zu helfen (durch Medikamente, Operationen, Hilfsmittel...) – daß aber viele Patienten eine befriedigende Mitarbeit vermissen ließen und damit den Erfolg der Behandlung gefährdeten. Der Zucker entgleist immer wieder, der Verschleiß der Gelenke nimmt weiter zu, der nächste Infarkt ist bereits vorprogrammiert...

Woran liegt das? Aus Verkaufsgesprächen weiß man, daß die beste Beratung wenig nützt, wenn der Kunde im letzten Augenblick abspringt und keinen Umsatz tätigt. Auch die mündliche Vereinbarung ist nur dann wirksam, wenn sie von allen Beteiligten definitiv besiegelt wird. Und genau hierin liegt der Schlüssel für das Verständnis der therapeutischen Problematik: In der Sprechstunde endet die Konsultation meistens mit einseitigen Aktivitäten des Arztes („Ich verschreibe Ihnen jetzt..."). Der Patient nimmt lediglich die Leistung entgegen, muß sich auf nichts festlegen und daher zu nichts verpflichtet fühlen.

Rhetorische und geschlossene Fragen („Haben Sie verstanden, wann Sie die Tabletten einnehmen sollen?") sprechen die Compliance nur oberflächlich und wenig effektiv an. Der Therapeut sollte deshalb jedes Gespräch so beschließen, daß er den Patienten zu einer konkreten persönlichen Rückmeldung veranlaßt: „Wann werden Sie ab morgen Ihre täglichen Entspannungsübungen machen?" – „Welchen Teil Ihrer Ernährung möchten Sie als erstes umstellen?" Damit verpflichtet sich der Betreffende weit mehr auf ein entsprechendes Therapieverhalten, als wenn er lediglich eine Verordnung erhalten oder eine medizinische Belehrung erfahren hätte.

11.6 Die „Überzeugungs-Strategien"

1. Die „Salami-Taktik" der
   vielen kleinen Schritte

2. Die Berufung auf
   Zeugen und Autoritäten

3. Der Durchbruch durch
   spontane Verunsicherung

4. Das Überrollen durch
   kurativen Aktionismus

5. Die Umstimmung durch
   emotionale Zuwendung

6. Die Ausrichtung auf
   eine positive Zukunft

Gelegentlich wird es vielleicht nötig, dem Erfolg einer Beratung durch Überzeugungs-Strategien nachzuhelfen. Bewährt ist etwa die „Salami-Taktik", die auf dem Weg der kleinen Schritte zum Ziel kommt (1). Der Arzt sollte den Patienten im Verlauf des Gesprächs zu einigen positiven Antworten veranlassen, die sich mit der Zeit zu einem großen „Ja" verdichten: „Wir wollen doch beide, daß diese Beschwerden so bald wie möglich verschwinden?!"... „Möchten Sie eine Technik kennenlernen, um die Kopfschmerzen bei der Arbeit am Computer zu vermeiden?"... „Haben Ihnen die Entspannungsübungen gutgetan?"...

Man kann den eigenen Argumenten durch Berufung auf medizinische Autoritäten oder andere Zeugen zum Sieg verhelfen (2): „In der Koronargruppe treffen Sie Patienten, die trotz des Herzinfarkts ihre Sexualität genießen!" Manchmal führt bereits die spontane Verunsicherung des Gesprächspartners zum entscheidenden Durchbruch (3): „Glauben Sie denn wirklich, daß ich mich darüber freue, daß es Ihnen noch nicht besser geht?" Bisweilen hilft auch das Überrollen durch kurativen Aktionismus (4): „Ich habe für Sie ein umfangreiches Untersuchungsprogramm vorgesehen, mit dem wir jetzt gleich beginnen wollen!"

In vielen Fällen ist die emotionale Zuwendung das Mittel der Wahl, um einen schwierigen Patienten umzustimmen und vom Vorteil der weiteren Zusammenarbeit zu überzeugen (5): „Wenn die Beschwerden wieder stärker werden, rufen Sie bitte an, damit ich mich so schnell wie möglich um Sie kümmern kann!" Und falls den Betreffenden sein aktuelles Befinden mutlos macht, dann muntert ihn vielleicht eine positive Zukunftsperspektive auf und verbessert die therapeutischen Aussichten (6): „Sie werden es merken – sobald Sie wieder richtig schlafen können, sehen die anderen Probleme nicht mehr so dramatisch aus!"

11.7 Die „Problemlösungs-Strategien"

1 **Gesunde Lebensführung
als lohnendes Ziel**

2 **Gesunde Lebensführung
als attraktiver Weg**

3 **Gesunde Lebensführung
als belebende Chance**

4 **Gesunde Lebensführung
als dynamische Erfahrung**

5 **Gesunde Lebensführung
als soziale Karriere**

6 **Gesunde Lebensführung
als neue Sinngebung**

In der Abschlußphase jeder Konsultation ist zu empfehlen, den Patienten noch einmal deutlich auf die Vorteile hinzuweisen, die eine Veränderung seines Verhaltens mit sich bringt. Das verstärkt die Attraktivität einer guten Compliance; sie erscheint nämlich als „Problemlösungs-Strategie", die neben dem gesundheitlichen Nutzen die Befriedigung persönlicher Bedürfnisse verspricht. Zu denken ist etwa an jenes Ziel, das der Betreffende für besonders erstrebenswert hält (1): „Wenn Sie jetzt im Frühjahr mit dem Ernährungsprogramm beginnen, dann können Sie sich schon im Sommer eine kleinere Kleidergröße leisten!"

Gesundheitsbewußtes Verhalten kann zu einem attraktiven Entwicklungsprozeß für die Persönlichkeit werden (2): „Die Entspannungsübungen geben Ihnen täglich das Gefühl, dem Streß nicht mehr hilflos ausgeliefert zu sein!" Vielleicht bietet sich damit auch die belebende Chance, immer wieder das Korsett des durchorganisierten Alltags abzulegen (3): „Es macht Spaß, neben dem Beruf wieder mehr Zeit und Kraft für die Familie zu haben!" Mancher Kranke sucht nach Erfahrungen, die neuen Schwung in sein Leben bringen sollen (4): „Wer beweglich bleibt, der spürt, daß er mit 65 keineswegs zum alten Eisen gehören muß!"

Viele Patienten sind sehr am sozialen Nutzen ihres gesteigerten Wohlbefindens interessiert (5): „Ein vitaler Mensch strahlt Optimismus aus und ist darum in jeder Gesellschaft gern gesehen!" Und schließlich ist die gesunde Lebensführung ein natürlicher Weg, um die Beziehung zu sich selbst und damit zum Sinn des eigenen Daseins zu verbessern (6): „Sobald man spürt, wie gut es einem täglich gehen kann, gewinnt das Leben einfach wieder an Wert!"

11.8 Checkliste: Mein persönlicher „Gesprächsführungs-Katechismus"

1. **Sind meine therapeutischen Ziele positiv formuliert?**

2. **Drücke ich mich so einfach wie möglich aus?**

3. **Bin ich konkret, verständlich und anschaulich genug?**

4. **Benutze ich Vergleiche und praktische Beispiele?**

5. **Kommt meine Sprache beim Patienten an?**

6. **Gehe ich von den Erfahrungen des Patienten aus?**

7. **Gehe ich auf die Bedürfnisse des Patienten ein?**

8. **Ist meine Gesprächsführung so strukturiert, daß ich den Patienten festlegen kann?**

Die individuelle Wirkung von therapeutischen Maßnahmen hängt einerseits von physiologischen und biochemischen Faktoren ab; sie beruht aber andererseits auf zwischenmenschlichen Prozessen, woran der persönliche „Gesprächsführungs-Katechismus" erinnern soll. Diese Checkliste bietet sich dem Arzt zur regelmäßigen Selbstbesinnung vor Beginn der Sprechstunde an, vielleicht sogar vor jedem neuen Patientenkontakt. Auf diese Weise kann er immer wieder das eigene Verhalten gezielt auf den jeweiligen Kranken ausrichten, um mit ihm optimal umzugehen und möglichst gut zurechtzukommen.

Es geht also weniger darum, den Therapeuten zur beständigen Suche nach seinen zwischenmenschlichen Schwachstellen und Fehlleistungen aufzufordern – obwohl ein gesundes Maß an Selbstkritik die Voraussetzung für die professionelle Ausübung jedes Berufes ist. Die strategischen Überlegungen an dieser Stelle sind vielmehr konstruktiv gemeint und haben wie das ganze Buch vor allem das eine Ziel: daß nämlich die therapeutische Gesprächsführung des Arztes den Behandlungserfolg begünstigt, die Zufriedenheit der Patienten steigert und nicht zuletzt sein eigenes Wohlbefinden fördert.

Anhang

Anhang A:
Register der behandelten Themen

Anhang B:
Stichwortverzeichnis

Vorbemerkung: Da jedes Kapitel jeweils eine Doppelseite umfaßt, wird als Fundstelle des betreffenden Stichworts die erste der beiden Seiten angegeben.

Anhang C:
Literaturhinweise

Abele, A., Becker, P. (Hrsg.): „Wohlbefinden. Theorie, Empirie, Diagnostik". Weinheim 1991.

Bachmann, W.: „Das neue Lernen. Eine systematische Einführung in das Konzept des NLP". Paderborn 1991.

Berne, E.: „Spiele der Erwachsenen. Psychologie der menschlichen Beziehungen". Reinbek 1979.

Dilts, R.: „Identität, Glaubenssysteme und Gesundheit". Paderborn 1991.

Geißler, K. A.: „Anfangssituationen. Was man tun und besser lassen sollte". Weinheim 1991.

Geue, B: „Wie ich mir das Leben zur Hölle mache und andere erfolgreiche Strategien, sich selbst zu schaden". Zürich 1992.

Geue, B.: „Von der falschen Gesundheit zum richtigen Wohlbefinden". Stuttgart 1993.

Hans, K.: „Setzen Sie sich durch. Erfolgreich in Verhandlungen". Köln 1987.

Harris, Th.: „Ich bin ok – Du bist ok". Reinbek 1974.

Heuser-Schreiber, H.: „Arzt und Patient im Gespräch. Perspektiven einer neuen Zusammenarbeit". Wiesbaden 1982.

Horn, K., Beier, Ch., Kraft-Krumm, D.: „Gesundheitsverhalten und Krankheitsgewinn. Zur Logik von Widerständen gegen gesundheitliche Aufklärung". Opladen 1984.

Huppmann, G., Wilker, F.-W.: „Medizinische Psychologie/ Medizinische Soziologie". München 1988.

Luban-Plozza, B., Knaak, L.: „Der Arzt als Arznei. Das therapeutische Bündnis mit dem Patienten". Köln 1982.

Lüth, P.: „Von der stummen zur sprechenden Medizin. Über das Verhältnis von Patient und Arzt". Frankfurt 1986.

Milz, H.: „Ganzheitliche Medizin. Neue Wege zur Gesundheit". Königstein 1985.

Rosemeier, H.P.: „Medizinische Psychologie und Soziologie". 4. Auflage Stuttgart 1991.

Schipperges, H., Vescovi, G., Geue, B., Schlemmer, J.: „Die Regelkreise der Lebensführung. Gesundheitsbildung in Theorie und Praxis". Köln 1988.

Schulz von Thun, F.: „Miteinander reden" (Band 1 und 2). Reinbek 1992.

Schwarzer, R.: „Psychologie des Gesundheitsverhaltens". Göttingen 1992.

Stahl, T.: „Neurolinguistisches Programmieren (NLP). Was es kann, wie es wirkt und wem es hilft". Mannheim 1992.

Vetter, H.-R. (Hrsg.): „Muster moderner Lebensführung. Ansätze und Perspektiven". München 1991.

Weber-Falkensammer, H. (Hrsg.): „Gesundheitsberatung als ärztliche Aufgabe". Köln 1986.

Weisbach, Ch.-R.: „Professionelle Gesprächsführung". München 1992.

Zapotoczky, H. G., Nutzinger, D. O. (Hrsg.): „Psychologie am Krankenbett. Die seelische Not von Kranken und Betreuern". Weinheim 1986.